U0227940

三级中医医院 三级中西医结合医院 评审标准 (2017版)

核心指标操作指南

主　　编　罗　杰　王海和　董四平

副主编　彭　力　童　强　谢　谨
　　　　　吴　蔚　万长秀　杨　彬

编　　者　（按姓氏笔画排序）

万长秀　王海和　付　锐　成于珈

刘永丽　刘吉敏　杜士明　杨　彬

杨芳芳　吴　蔚　罗　杰　罗清钦

柯　明　柯贤柱　袁　松　唐慧美

酒鹏飞　黄开合　黄钟敏　阎玉华

梁　辰　彭　力　董　霞　董四平

童　强　曾少波　谢　谨　雷　攀

简　钢　樊　霞

科学出版社

北　京

内 容 简 介

本书以中华人民共和国国家中医药管理局于 2017 年 9 月颁布的《三级中医医院评审标准（2017 版）》、《三级中西医结合医院评审标准（2017 版）》及相关评审标准实施细则为蓝本，在查阅相关法律法规和部门规章的基础上，对三级中医医院、三级中西医结合医院评审涉及的核心指标，从指标解析、实施要点、涉及科室、内审方法等方面进行了详细的诠释。同时结合医院评审工作的实践，从医院评审框架、评审流程、评审安排、评审条款分组、评审员行为规范及评审相关统计用表等方面进行了全面阐述。

本书是拟参加医院评审的三级中医医院、三级中西医结合医院迎评人员的工具书和参考书，具有极强的针对性和实用性，对于当前三级中医医院、三级中西医结合医院迎评人员正确把握评审标准、提高理解能力和执行力具有非常重要的指导意义。

图书在版编目（CIP）数据

三级中医医院 三级中西医结合医院评审标准（2017 版）核心指标操作指南 / 罗杰，王海和，董四平主编. —北京：科学出版社，2019.1
　ISBN 978-7-03-056936-3

　Ⅰ.三… Ⅱ.①罗… ②王… ③董… Ⅲ.中医医院–评定–评价标准–中国 Ⅳ. R197.4-65

　中国版本图书馆 CIP 数据核字（2018）第 049744 号

责任编辑：池　静 / 责任校对：张凤琴
责任印制：赵　博 / 封面设计：张佩战

斜 学 出 版 社 出版
北京东黄城根北街 16 号
邮政编码：100717
http://www.sciencep.com
天津文林印务有限公司 印刷

科学出版社发行　　各地新华书店经销
*
2019 年 1 月第　一　版　　开本：787×1092　1/16
2019 年 1 月第一次印刷　　印张：9
字数：213 000

定价：49.00 元
（如有印装质量问题，我社负责调换）

编者工作单位

罗 杰　十堰市太和医院

王海和　十堰市太和医院

董四平　国家卫生健康委
　　　　医院管理研究所

彭 力　十堰市中医院

童 强　十堰市太和医院

谢 谨　十堰市太和医院

吴 蔚　十堰市太和医院

万长秀　湖北省中医院

杨 彬　安康市卫生和计
　　　　划生育局

柯 明　安康市卫生和计划生育局

梁 辰　武汉大学中南医院

柯贤柱　华中科技大学同济医学院
　　　　附属湖北肿瘤医院

成于珈　武汉大学人民医院
　　　　（湖北省人民医院）

樊 霞　湖北应城市人民医院

董 霞　十堰市太和医院郧阳区分院

唐慧美　湖北航天医院

（其他编者均来自十堰市太和医院）

前　言

正确理解《三级中医医院评审标准（2017 版）》、《三级中西医结合医院评审标准（2017 版）》是医院迎接等级评审的前提，在此版标准中，核心指标通过率是医院评审能否顺利通过的关键。本书主要针对评审核心指标进行深入解析，从涉及部门、内审方法、实施要点等方面进行了深入研究和诠释，为上述医院管理部门及各科室正确学习理解条款，迎接新一轮评审提供指导和帮助；也为当前医院开展科学管理，提升质量、安全、服务、管理、绩效等，提供参考。

本书共 4 章，内容深入浅出，简明扼要。第一章为评审概述，主要阐述评审依据、评审工作构架、评审工作流程、三级中医医院和三级中西医结合医院的分等标准；第二章为评审核心指标操作指南，主要针对三级中医医院二十三项核心指标、三级中西医结合医院二十四项核心指标，从指标解析、实施要点、涉及科室、内审方法等方面进行了详细诠释；第三章为评审工作程序及行为规范，从评审员职责分工与工作程序、评审员行为规范等进行了全面阐述；第四章为评审分数汇总表及合计表，供读者直观了解评审细则。

我们诚挚地希望广大医院管理者，把医院评审工作当作提升医院各项管理工作的有力抓手，把构建质量与安全长效管理机制、提高内涵管理作为评审的真正目的，"以评促建、以评促改、评建并举、重在内涵"，为我国医院改革与发展做出更大的贡献！书中若有不当之处，恳请有关专家和读者不吝指正，以期再版时改进。

编　者

2018 年 11 月

目　　录

第一章　评审概述 ·· 1

一、评审依据 ·· 1

二、评审工作构架 ·· 1

三、评审工作流程 ·· 3

四、三级中医医院分等标准 ·· 5

五、三级中西医结合医院分等标准 ·· 6

六、评审结论 ·· 7

第二章　评审核心指标操作指南 ·· 8

第1节　中医药服务功能 ··· 8

一、发挥中医药特色和提高临床疗效的相关指标 ····························· 8

二、中医类别执业医师占执业医师总数的比例 ······························ 13

三、医院和临床科室的规范命名 ··· 15

四、制定中医（中西医结合）优势病种诊疗方案 ···························· 17

五、门诊采用非药物中医技术诊疗比例 ······································· 19

六、中药处方（饮片、中成药、院内制剂）处方数占门诊总处方数的比例 ·········· 20

七、重点专科优势病种和常见病种的诊疗方案 ······························ 21

八、重点专科诊疗方案在临床中的应用 ······································· 22

九、中药饮片采购管理 ··· 28

十、中药饮片处方点评 ··· 29

十一、开展中医护理技术项目 ·· 32

十二、开展中医药特色健康教育 ··· 33

十三、治未病科室功能及定位 ·· 35

第2节　综合服务功能 ·· 36

一、医院的功能、任务和定位 ……………………………………………………36

二、加强急诊检诊、分诊，落实首诊负责制 …………………………………40

三、严格执行"查对制度" ………………………………………………………47

四、手术安全核查 ………………………………………………………………48

五、多重耐药菌控制与管理 ……………………………………………………50

六、抗菌药物合理应用管理 ……………………………………………………54

七、优质护理服务 ………………………………………………………………56

八、在国家医疗卫生法律、法规、规章、诊疗护理规范的框架内开展诊疗活动 …………57

九、卫生专业技术人员的资质 …………………………………………………60

十、急救、生命支持类仪器设备管理 …………………………………………62

十一、"危急值"管理（中西医结合医院） …………………………………63

第三章 评审工作程序及行为规范 ………………………………………………66

第1节 评审工作程序 ………………………………………………………66

一、评审专家组工作职责和要求 ………………………………………………66

二、评审专家组组成及任务分工 ………………………………………………67

三、评审专家组预备会 …………………………………………………………67

四、评审工作预备会 ……………………………………………………………68

五、评审专家组工作会 …………………………………………………………69

六、评审工作反馈会 ……………………………………………………………69

七、评审工作日程安排 …………………………………………………………70

八、评审工作报告提纲 …………………………………………………………71

第2节 评审工作行为规范 …………………………………………………71

一、受评医院"十不准" ………………………………………………………71

二、评审员"十不准" …………………………………………………………72

三、评审员礼仪及注意事项 ……………………………………………………72

第四章 评审分数汇总表及合计表 ………………………………………………74

第1节 三级中医医院中医药服务功能评审分数汇总表及合计表 …………74

一、三级中医医院中医药服务功能评审分数汇总表 …………………………74

二、三级中医医院中医药服务功能评审分数合计表 …………………………78

第 2 节　三级中医医院综合服务功能评审分数汇总表及合计表 ……………………79

　　一、三级中医医院综合服务功能评审分数汇总表 ………………………………79

　　二、三级中医医院综合服务功能评审分数合计表 ………………………………87

第 3 节　三级中医医院党的建设评审分数汇总表及合计表 …………………………88

　　一、三级中医医院党的建设评审分数汇总表 ……………………………………88

　　二、三级中医医院党的建设评审分数合计表 ……………………………………89

第 4 节　三级中西医结合医院中医药服务功能评审分数汇总表及合计表 …………90

　　一、三级中西医结合医院中医药服务功能评审分数汇总表 ……………………90

　　二、三级中西医结合医院中医药服务功能评审分数合计表 ……………………95

第 5 节　三级中西医结合医院综合服务功能评审分数汇总表及合计表 ……………95

　　一、三级中西医结合医院综合服务功能评审分数汇总表 ………………………95

　　二、三级中西医结合医院综合服务功能评审分数合计表 ……………………105

第 6 节　三级中西医结合医院党的建设评审分数汇总表及合计表 ………………105

　　一、三级中西医结合医院党的建设评审分数汇总表 …………………………105

　　二、三级中西医结合医院党的建设评审分数合计表 …………………………107

附录 A　评审核心指标检查记录表 …………………………………………………108

附录 B　各专科诊疗方案名称及临床路径一览表 …………………………………115

第一章 评审概述

一、评审依据

医院评审，是由医疗机构之外的专业权威组织对这个机构进行评估，以客观评定这个机构满足质量管理体系标准的符合程度。近年来，随着国家医改工作不断深入，中医医院的功能定位进一步明确，对中医医院的建设和管理提出了许多新的要求。在总结评估以往中医医院评审工作的基础上，国家中医药管理局在 2017 年 9 月正式印发《三级中医医院评审标准（2017 版）》、《三级中西医结合医院评审标准（2017 版）》及实施细则等有关文件，此文件是开展三级中医医院评审工作的基本依据。同月，国家中医药管理局关于印发《三级中医医院、三级中西医结合医院、三级民族医医院评审标准有关文件的通知》（国中医药办医政发〔2017〕26 号），指出上述文件是相关医院评审的基本依据，各地对此不得进行删减。省级中医药主管部门可遵循"内容可增不减，标准可升不降"的原则，以附加条款的形式体现本辖区中医药工作重点、医院管理实际等，调整后的标准经报国家中医药管理局核准后，方可发布使用。

二、评审工作构架

2012 年，国家中医药管理局印发《中医医院评审暂行办法》（国中医药医政函[2012]96 号），作为全国各地开展医院评审的指导性文件，该文件对现阶段医院评审工作给予了明确要求。

其中，《中医医院评审暂行办法》相关条款如下。

第一条 为促进中医医院（含中西医结合医院、民族医医院，下同）突出特色、提高疗效、促进发展、深化改革、加强管理，统筹利用全社会的中医医疗资源，充分发挥中医医疗体系的整体功能，逐步建立由中医药管理部门、行业学（协）会和专家参与的中医医院评审评价制度，根据《中华人民共和国中医药条例》、《医疗机构管理条例》和《医院评审暂行办法》，制定本办法。

第二条 中医医院评审是指根据中医医院基本标准和中医医院评审标准，中医药管理部门对中医医院规划级别的功能任务完成情况进行评价，以确定医院等级的过程。

中医医院评审组织是指在中医药管理部门领导下,具体负责中医医院评审技术性工作的专门机构。评审组织可以由中医药管理部门组建或是受中医药管理部门委托的适宜第三方机构。

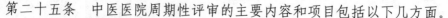

第二十五条　中医医院周期性评审的主要内容和项目包括以下几方面。

（一）评审申请材料。

（二）不定期重点评价结果及整改情况报告。

（三）中医医院基本标准符合情况。

（四）中医医院评审标准符合情况。

评审主要对申报材料进行审核、对监测数据进行评价和对医院进行现场评审，现场评审采取听取汇报、实地考查、现场访谈、资料检查、理论与技术操作考核等相结合的综合评价方式。

（一）周期性评审

医院周期性评审包括对医院的书面评价、信息统计学评价、现场评价，亦有省、市增加了社会评价进行综合性评审。

1. 书面评价　书面评价的内容和项目如下。

（1）医院评审申请书。

（2）评审周期内接受中医药管理部门及其他有关部门检查、指导结果及整改情况。

（3）省级中医药管理部门规定提交的其他材料。

2. 信息统计学评价　省级中医药管理局评审委员会成立或委托专门的信息统计分析小组承担医院医疗信息统计评价任务，并为开展医院医疗信息统计评价工作提供技术支持。内容包括评审周期内各年度医院医疗质量监测信息及其他反映中医特色优势、中医临床疗效、医疗质量安全、医院效率及诊疗水平等的数据信息。

3. 现场评价　即核定评审标准的符合程度，并核定实际分值，一般由现场评价专家进驻医院完成，专家比例各地也有所不同。一般综合管理组4名，临床、重点专科组4名，药事专业组2名，护理专业组2名，其他专业组4名（包括检验、输血专业1名，影像、病理专业2名，院感专业1名）。人员按相应专业配置，从人员专业角度考虑满足评审的责任条款分工。

4. 各省级中医药管理部门规定的其他内容　一般为社会评价，社会评价的主要内容和项目如下。

（1）地方政府开展的医疗机构行风评议结果。

（2）中医药管理部门委托第三方社会调查机构开展的患者满意度调查结果。

（二）不定期重点评价

不定期重点评价的具体内容与办法由国家中医药管理局具体制定。评审周期内，不定期重点检查是指中医药管理部门在评审周期内适时对医院进行的检查和抽查。包括专项检查，公立医院巡查，单项质量、安全活动检查等，中医药管理部门组织对中医医院的中医药特色优势发挥情况与中医专科建设等进行不定期重点评价。其检查结果纳入周期性评审书面评价部分。

通过周期性评审和不定期重点评价，促进构建目标明确、布局合理、中医特色突出、中医疗效显著、服务功能完善的中医医疗服务体系，对医院实行科学化、规范化、标准化的分级管理。

三、评审工作流程

（一）基本流程

评审工作流程基于各地在实践操作中的不同而有所不同，但总体上讲，评价一般包括四个维度，即书面评价、医疗信息统计评价、现场评价、社会评价。医院评审工作基本流程，如图 1-1。

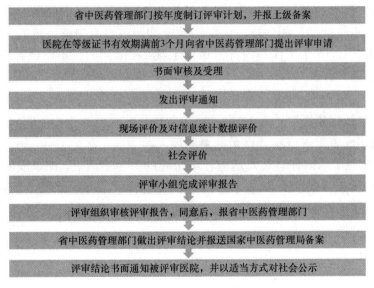

图 1-1 医院评审工作基本流程

（二）评审步骤

医院评审工作流程一般依照下列步骤进行。

步骤一 单位提出评审申请。

医院在等级证书有效期满前 3 个月向省中医药管理部门提出评审申请，包括以下内容。

（1）医院评审申请书。

（2）评审周期内接受药管理部门及其他有关部门的检查、指导结果及整改情况。

（3）评审周期内各年度医院医疗质量监测信息及其他反映中医特色优势、中医临床疗效、医疗质量安全、医院效率及诊疗水平等的数据信息。

（4）省级中医药管理部门规定提交的其他材料。

步骤二　书面审核及受理。

评审组织发现申报医院存在以下情况者，暂不予受理。

（1）申请材料不齐全或者不符合规定内容及形式的，应当在10个工作日内书面告知医院需要补正的材料及提交期限，医院逾期不补正或者补正不齐全的，不予受理。

（2）申请材料齐全且符合要求的，或者医院按照中医药管理部门的书面告知进行补正符合要求的，应当在15个工作日内予以受理。

（3）卫生主管部门认定有其他不适宜开展评审的情况，或未达到省级中医药管理部门附加条款要求的。

（4）在取得"医疗机构执业许可证"后执业未满1年的。

中医药管理部门在受理评审申请后，应当在20个工作日内向医院发出受理评审通知，明确评审时间和日程安排。医院在规定期限内没有申请评审的，中医药管理部门应当要求其在15个工作日内补办申请手续；在限期内仍不申请补办手续的，视为放弃评审申请。

步骤三　发出评审通知。

（1）通知被评审医院。

（2）组建评审组（核实评审员回避制度）。

（3）通知前1周向评审员发送被评审医院的评审申请书、评审周期内各年度中医医院医疗质量监测信息及其他反映中医特色优势、中医临床疗效、医疗质量安全、医院效率及诊疗水平等的数据信息。

步骤四　现场评价。

根据现场评价最终得分值（包括信息统计数据评价），分为甲等、乙等和不合格，具体详见医院分等标准。

步骤五　社会评价。

结合各地实际，各省级中医药管理部门对社会评价的规定内容有所不同，一般可选择地方政府开展的医疗机构行风评议结果，或委托第三方社会调查机构开展的患者满意度调查结果等作为附加条件，目的是切实改善人民群众的就医感受。

步骤六　评审小组完成评审报告。

评审小组应当在评审结束后5个工作日内完成评审报告，并经评审小组组长签字后提交给评审组织。评审工作报告应当包括以下内容。

（1）评审工作概况。

（2）评价结果。

（3）被评审医院的总分及评审结论、建议。

（4）被评审医院存在的主要问题、整改意见及期限。

（5）应当说明的其他问题。

（6）省级中医药管理部门规定的其他内容。

步骤七 评审组织审核评审报告，同意后，报省中医药管理部门。

评审组织认为必要时，可要求评审小组对某些内容进行重新审议或者评审。具体程序由省级以上中医药管理部门规定。

步骤八 省级中医药管理部门做出评审结论并报送国家中医药管理局备案。

步骤九 评审结论书面通知被评审医院、评审组织并以适当方式对社会公示，公示期一般为7～15天。

四、三级中医医院分等标准

根据国家中医药管理局印发的《中医医院评审暂行办法》，三级中医医院评审结论分为甲等、乙等和不合格。《三级中医医院评审标准实施细则（2017版）》共1100分，其中第一部分"中医药服务功能"600分，第二部分"综合服务功能"400分，第三部分"党的建设"100分。三级甲等中医医院、三级乙等中医医院和不合格中医医院划分标准如下。

（一）三级甲等中医医院应满足以下条件

1. 第一部分和第二部分得分总分≥900分。
2. 第一部分每章的分值不低于该章总分的85%。
3. 第二部分得分≥340分。
4. 第三部分得分≥90分。
5. 医院感染管理部分得分≥21分。
6. 核心指标全部符合要求。
7. 达到省级中医药管理部门附加条款对三级甲等中医医院的要求。

（二）三级乙等中医医院应满足以下条件

1. 第一部分和第二部分得分总分≥750分。
2. 第二部分得分≥280分。
3. 第三部分得分≥90分。
4. 中医药服务功能部分核心指标符合要求数≥10，综合服务功能部分核心指标符合要求数≥8。
5. 达到省级中医药管理部门附加条款对三级乙等中医医院的要求。

（三）有以下情形之一的，评审结论即定为不合格

1. 第一部分和第二部分得分总分＜750分。
2. 第二部分得分＜280分。
3. 第三部分得分＜90分。

4．中医药服务功能部分核心指标符合要求数＜10，或综合服务功能部分核心指标符合要求数＜8。

五、三级中西医结合医院分等标准

根据国家中医药管理局印发的《中医医院评审暂行办法》，三级中西医结合医院评审结论分为甲等、乙等和不合格。《三级中西医结合医院评审标准实施细则（2017版）》共 1100 分，其中第一部分"中西医结合服务功能"600 分，第二部分"综合服务功能"400 分，第三部分"党的建设"100 分。三级甲等中西医结合医院、三级乙等中西医结合医院和不合格中医医院划分标准如下。

（一）三级甲等中西医结合医院应满足以下条件

1．第一部分加第二部分得分≥900 分。

2．第一部分每章的分值不低于该章总分的 85%。

3．第二部分得分≥340 分。

4．第三部分得分≥90 分。

5．医院感染管理部分得分≥21 分。

6．核心指标全部符合要求。

7．达到省级中医药管理部门附加条款对三级甲等中西医结合医院的要求。

（二）三级乙等中西医结合医院应满足以下条件

1．第一部分加第二部分得分≥750 分。

2．第二部分得分≥280 分。

3．第三部分得分≥90 分。

4．中西医结合服务功能部分核心指标符合要求数≥10，综合服务功能部分核心指标符合要求数≥9。

5．达到省级中医药管理部门附加条款对三级乙等中西医结合医院的要求。

（三）有以下情形之一的，评审结论即定为不合格

1．第一部分加第二部分得分＜750 分。

2．第二部分得分＜280 分。

3．第三部分得分＜90 分。

4．中西医结合服务功能部分核心指标符合要求数＜10 或综合服务功能部分核心指标符合要求数＜9。

六、评审结论

《中医医院评审暂行办法》对评审结论有详细规定，其中，第三十一条各级中

医医院评审结论分为甲等、乙等、不合格。各级中医医院的分等标准由国家中医药管理局另行规定。

第三十三条　中医药管理部门应当对评审结论为"不合格"的中医医院下达整改通知书，给予 3～6 个月的整改期。

第三十四条　中医医院应当于整改期满后 5 个工作日内向中医药管理部门申请再次评审，再次评审结论分为乙等或者不合格。

第三十五条　中医医院整改期满后未在规定时间内提出再次评审申请的，中医药管理部门应当直接判定再次评审结论为不合格。

再次评审不合格的中医医院，由中医药管理部门根据评审具体情况，适当调低或撤销医院级别；有违法违规行为的，依法进行相应处理。

第三十六条　医院自动放弃评审的，评审结论视为不合格，由中医药管理部门根据具体情况，适当调低或撤销医院级别。

第三十七条　中医药管理部门做出不合格评审结论前，应当告知中医医院有要求听证的权利；中医医院在被告知之日起 5 个工作日内提出听证申请的，中医药管理部门应当在 15 个工作日内组织听证。

中医药管理部门应当结合听证情况，做出有关评审结论的决定。

第三十八条　中医药管理部门在做出不合格评审结论时，应当说明依据，并告知中医医院享有依法申请行政复议或者提起行政诉讼的权利。

第二章 评审核心指标操作指南

本章相关指标适用于三级中医医院、三级中西医结合医院。核心指标来源于《三级中医医院评审标准实施细则（2017 版）》《三级中西医结合医院评审标准实施细则（2017 版）》。其中，评审标准实施细则中将最基本、最重要，势必影响医院特色优势、临床疗效、医疗质量与患者安全的指标，列为"核心指标"（以★标示）。

第1节 中医药服务功能

一、发挥中医药特色和提高临床疗效的相关指标

医院类别	评审指标	评审方法	评审细则	责任科室	分值
三级中医医院	★1.3.2 科室综合考核目标中有发挥中医药特色优势和提高中医临床疗效的相关指标	查阅评审周期相关资料，随机抽查科室人员 3 名	科室综合考核目标中无中医药特色优势和提高中医临床疗效指标，不得分；指标不具体，或未实施，扣 3 分；部分实施，扣 1 分；有人员不知晓，每人扣 0.3 分	质控科，临床、医技各科室	4
三级中西医结合医院	★1.3.2 科室综合考核目标中有发挥中西医结合特色优势和提高临床疗效的相关指标	查阅评审周期相关资料，随机抽查科室人员 3 名	科室综合考核目标中无中西医结合特色优势和提高临床疗效指标，不得分；指标不具体或未实施，扣 3 分；部分实施，扣 1 分；有人员不知晓，每人扣 0.3 分	质控科，临床、医技各科室	4

【指标解析】

结合临床、医技科室的特点制定科室综合目标考核指标、体现中医或中西医结合优势病种，赋予分值，逐月考核，并与绩效工资管理挂钩，是条款实施的重点。临床、医技科室也可从综合目标考核指标中选择一些重点指标，结合科室实际，将其纳入科内月质量控制考核指标，逐月分析和改进科室质量、安全管理。医院对临床科室的综合考核目标设定，尤其要侧重体现引导和发挥中医药特色优势及提高临床疗效。附临床、医技科室综合考核指标以供选择参考（详见附件1、附件2）。

附件 1　临床科室综合考核指标（供参考）

（一）优势病种和开展中医医疗技术项目

1. 制定本专科发挥中医药（中西医结合）特色优势和提高中医临床疗效的具体措施并体现在年度科室工作计划中。

2. 本专科中医药（中西医结合）特色优势病种（住院前 3 位的优势病种）①_____；②_____；③_____。其中，病种①出院人数与上年度比增加_____%；病种②出院人数与上年度比增加_____%；病种③出院人数与上年度比增_____%；门诊诊疗人次病种排前 3 位的至少包括上述 1 个中医优势病种，该优势病种为①□②□③□（请在对应□划√），该优势病种门诊人次与上年度比增加_____%。

3. 定期对中医（中西医结合）优势病种的临床疗效（总例数、死亡率、治愈率、好转率、并发症发生率、2～31 天重返率）进行分析、总结及评估。按照国家中医药管理局《关于印发〈优势病种中医诊疗方案临床疗效总结分析报告〉体例和样稿的通知》要求，对本专科各优势病种进行临床疗效总结分析，按时完成总结分析报告。

4. 科室中医药（中西医结合）特色优势病种（前 3 位优势病种）出院人数占出院总人数比例≥60%，优势病种住院中医治疗率≥70%。

5. 科室中医治疗率≥60%，中医辨证论治正确率达到 100%。

6. 按照《中医医疗技术手册（2013 普及版）》（国中医药医政医管便函〔2013〕81 号）的技术目录，科室开展中医医疗技术项目≥10 种，至少有 3 项专科技术及特色疗法操作规范，并在临床应用。

7. 参照国家中医药管理局印发的中医诊疗方案，结合科室实际，至少选择 3 个重点病种（优势病种）组织实施。

8. 采用非药物中医技术治疗人次占医院门诊总人次的比例≥10%（中西医结合医院采用非药物中医技术治疗人次占医院门诊总人次的比例≥8%，出院患者中应用非药物中医技术治疗人次占出院患者总人次的比例≥60%）。

（二）临床路径管理指标

1. 科室实行中医临床路径管理的病种数不少于 2 个。
2. 年度出院患者临床路径管理比例≥50%，完成率≥70%。

（三）药物相关指标

1. 中药处方书写合格率达 95%。
2. 门诊处方中，中药（饮片、中成药、医院制剂）处方比例≥60%（中西医结合医院≥40%）。中药饮片处方占门诊处方总数的比例≥30%（中西医结合医院

≥20%）。

3. 中药饮片处方数占门诊处方总数的比例≥50%（中西医结合医院≥30%）。

4. 出院患者中应用中药饮片人次占出院患者总人次的比例≥60%（中西医结合医院≥40%）。

5. 临床应用的本专科中药制剂品种≥3 种。

6. 门诊患者抗菌药物使用率≤20%，住院患者抗菌药物使用率≤60%，急诊患者抗菌药物处方比例≤40%；Ⅰ类切口手术患者预防性抗菌药物使用率≤30%；Ⅰ类切口手术患者预防使用抗菌药物的时间≤24 小时；接受限制使用抗菌药物治疗住院患者微生物检验样本送检率≥50%；接受特殊使用抗菌药物治疗住院患者微生物检验样本送检率≥80%；抗菌药物使用强度（$R \times 100/S$）≤40。

（四）手术类指标

1. 重大手术（包括急诊情况下）报告率达 100%。

2. 手术安全核查、风险评估执行率达 100%。

3. 手术部位识别标示达 100%。

4. 肿瘤手术离体组织病理学检查送检率达 100%。

5. "非计划再次手术"发生率＜0.46%。

6. 手术科室制定至少 3 个常见病种围术期中医诊疗方案，手术病例能正确配合使用中医药治疗。

（五）病案质量指标

1. 中医住院病案首页填写完整率≥95%，准确率达 95%。

2. 质控医师住院医师病历检查覆盖率达 100%；病历甲级率≥90%，无丙级病历。

3. 住院病历 3 个工作日内归档率≥90%。

（六）医疗安全指标

1. "危急值"处置及时率达 100%。

2. 急危重症、疑难病例中医诊治讨论率达 100%。

3. 对住院 30 天以上重点患者进行管理与评价，作为主任大查房的重点，月住院例数同比下降。

4. 医疗安全（不良）事件报告率达 100%。

5. 器官移植、限制临床应用的医疗技术、重点医疗技术及新技术、新项目的伦理学审核率达 100%。

6. POCT 项目室内质控和室间质评率达 100%。

7. 临床用血前评估和用血后效果评价达 100%。

（七）护理及医院感染管理指标

1. 依据《中医护理常规技术操作规程》，科室至少开展 4 项中医护理技术。依据《52 个病种中医护理方案（试行）》制定符合本院实际的中医护理常规或中医护理方案，并组织实施。

2. 压疮、跌倒风险评估与报告率达 100%。

3. 优质护理服务病房覆盖率达 100%。

4. 护理人员系统接受中医药知识和技能岗位培训（培训时间≥100 学时）的比例≥70%。

5. 年度医院感染发病率＜8%、医院感染病例登记和讨论率达 100%。

（八）继续教育指标

中医药专业技术人员参加中医药继续教育并获得规定学分的比例达 100%。

（九）社会满意度指标

门诊、住院患者满意度≥90%。

（十）其他指标

政府指令性任务落实率达 100%，包括承担公共卫生、突发事件卫生应急及医疗救治、支农支边、义诊、对口支援和援外等。

附件 2 医技科室综合考核指标（节选医学影像科综合考核指标供参考）

（一）专科质控指标

1. 严格执行《放射性同位素与射线装置安全和防护条例》《放射诊疗管理规定》《卫生部关于加强放射卫生防护监督管理工作的通知》，部门设置、布局、设备设施符合《国家卫生计生委关于印发医学影像诊断中心基本标准和管理规范（试行）通知》等法律、法规和规章。

2. 依法取得《放射诊疗许可证》《大型医用设备配置许可证》等，技术人员持有执业许可证、上岗证。

3. 认真开展"三基三严"培训，科内人员三基考核合格率达 100%。

4. 科室有质量与安全管理小组，有质控计划，开展质控工作并有活动记录，至少每月活动 1 次，质控工作能体现质量持续改进。定期对以下质控指标进行分析、总结及评估：①超声检查阳性率≥30%；②超声检查报告与临床主要诊断符合率≥90%；③DR 甲片率≥90%，废片率≤1%；④DR 检查阳性率≥50%；⑤CT、MRI 检查阳性率≥60%；⑥医学影像诊断与手术后符合率≥90%；⑦图像质量月抽查评价率达 10%；⑧设备定期校正与维护和保养，设备的运行完好率＞95%；⑨"危急值"报告率达 100%。

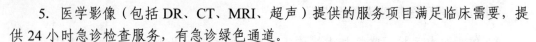

5. 医学影像（包括 DR、CT、MRI、超声）提供的服务项目满足临床需要，提供 24 小时急诊检查服务，有急诊绿色通道。

6. 医学影像诊断报告时限。超声检查报告时间≤30 分钟，DR 诊断报告急诊≤30 分钟，普通平片报告时间≤60 分钟。普通透视：检查完即刻出报告。CT 诊断报告：急诊患者≤30 分钟，普通患者≤60 分钟。MRI 诊断报告≤60 分钟。特殊检查：如骨三维重建报告≤24 小时。特殊情况或疑难病例：不超过第 2 个工作日，并和患者说明情况。

7. 坚持病例讨论、集体阅片及审核制度，开展临床随访并有相应记录。

8. 影像资料保存 10 年以上，至少 3 年在线，可供快速调阅、浏览和诊断使用。

9. 所有医护人员必须熟练掌握心肺复苏等急救操作，熟悉影像检查中患者可能出现的急危症状和急救技能，做好预案的日常演练。

10. 环境防护达到标准，射线有害标识明显，患者和医务人员个人防护正确。对员工要进行放射防护培训、定期健康检查，有《放射工作人员证》或《放射性工作人员培训证书》。工作人员工作时间佩戴个人剂量仪，接受个人剂量监测，并建立个人剂量档案和个人健康档案。

11. 应按照操作规程严格控制受检者受照剂量，对邻近照射野的敏感器官和组织应当进行屏蔽防护。

12. 放射检查室配备符合要求并有足够数量的辐射防护用品及基本抢救设备，CT 检查室内必须配备心脏除颤器、简易呼吸器、供氧装置、负压吸引装置及相关药品，抢救设备设施完好率达 100%。

13. 应按照《医院感染管理办法》，严格执行医疗器械、器具的消毒技术规范，各种用于注射、穿刺、造影等有创操作的医疗器具采用一次性耗材。使用的消毒药械、一次性医疗器械和器具应当符合国家规定。

（二）继续教育指标

中医药专业技术人员参加中医药继续教育并获得规定学分的比例达 100%。

（三）社会满意度指标

被服务的患者满意度≥90%。

（四）其他指标

政府指令性任务落实率达 100%，包括承担公共卫生、突发事件卫生应急及医疗救治、支农支边、义诊、对口支援和援外等。

【实施要点】

1. 依据　国家中医药管理局关于印发《公立中医医院、中西医结合医院绩效评价指标体系（试行）》的通知（国中医药人教发〔2016〕14 号）要求，细化和制订本院绩效评价办法和指标或中西医结合特色指标或中西医结合特色指标权重，引导医院办院方向。发挥中医药特色优势及中西医结合特色优势，提高临床疗效，促进医院进一步加强内涵建设，提升医院整体服务和管理水平，为人民群众提供更加优质的中医药服务。

2. 设立 设立绩效评价指标兼顾以下 4 个方面：①社会效益指标。重点评价公众满意、政府指令性任务落实、费用控制、与基本医保范围相适应、病种结构合理等情况。其中，政府指令性任务落实包括承担公共卫生、突发事件卫生应急和医疗救治、支农支边、对口支援、援外、医学人才培养、国防卫生动员、惠民等公益性任务和社会责任的情况。②医疗服务提供指标。重点评价医疗服务质量和安全、医疗服务便捷和适宜等情况，以促进医疗机构合理、规范诊疗。③综合管理指标。重点评价人力效率、床位效率、成本效率、固定资产使用效率、预算管理、财务风险管控、医疗收入结构、支出结构、节能降耗，以及党建工作和行风建设等规范化管理情况。④可持续发展指标。重点评价人才队伍建设、临床专科发展、教学、科研等情况。

【涉及科室】

质控办（制定的全院各科室综合考核指标及签订目标考核责任状、落实日常考核）、临床医技各科室（签订和落实相关指标）。

【内审方法】

1. 资料查阅 查看质控办资料——医院与各科室签订的综合目标考核责任状，有无体现中医药（或中西医结合）特色优势和提高中医临床疗效的指标，审查指标的具体性和月考核情况。

2. 调查访谈 临床科室随机选择 2 个，访谈科室负责人，科室的综合考核目标责任状是否已签订，具体有哪些体现中医药特色优势和提高临床疗效的指标，指标是否已实施（具体查看该科室月质控分析资料，审核指标的实际实施情况）。

二、中医类别执业医师占执业医师总数的比例

医院类别	评审指标	评审方法	评审细则	责任科室	分值
三级中医医院	★2.1.1 中医类别执业医师（含执业助理医师）占执业医师总数≥60%	查阅评审周期人事档案及相关证明材料	每低于标准1%，扣1分	人事科	7
三级中西医结合医院	★2.1.1 中医类别执业医师（含执业助理医师）和经过 2 年以上中医药知识和技能系统培训的临床类别医师占执业医师总数≥60%，其中中医类别执业医师≥30%	查阅评审周期人事档案及相关证明材料	每低于标准1%，扣1分	人事科	7

【指标解析】

本条款作为中医医院（中西医结合医院）人员配置的基本要求，中医类别执业医师（含执业助理医师）占执业医师总数的比例≥60%，或中医类别执业医师

占执业医师总数的比例未达 60%，但比上年度增长超过了 5%，均不作一票否决。

计算公式：比例 1−比例 2≥5%。

比例 1 计算方法：[中医类别执业医师+系统接受中医药专业培训两年以上的非中医类别执业医师+当年新招聘未取得中医类别执业医师资格的中医（含中西医结合、民族医）专业技术人员数]/（医院执业医师总数+未取得执业医师资格专业技术人员数）×100%

比例 2 计算方法：（上年度中医类别执业医师+系统接受中医药专业培训两年以上的非中医类别执业医师）/医院执业医师总数×100%

另外，其他非核心条款对相关部门的比例作出了规定：如每个临床科室中（口腔科、麻醉科除外），中医类别执业医师占执业医师总数≥60%，同时应符合《临床科室建设与管理指南》的相关要求；临床科室负责人具有中医类别执业医师资格或系统接受中医药专业培训两年以上≥60%，临床科室负责人具备高级中医专业技术职务任职资格、从事相关专业工作 10 年以上的中医类别执业医师或经过西医学中培训的临床类别执业医师；医院中药专业技术人员占药学专业技术人员总数的比例≥60%；院级领导中中医药专业技术人员的比例≥60%；医院医务、护理、科研、教育等主要职能部门负责人（包括正、副职负责人）中，中医药专业技术人员的比例≥60%。

【实施要点】

目前我国医师执业注册中，执业范围分为四类。第一类，临床类别医师执业范围：①内科专业；②外科专业；③妇产科专业；④儿科专业；⑤眼耳鼻咽喉科专业；⑥皮肤病与性病专业；⑦精神卫生专业；⑧职业病专业；⑨医学影像和放射治疗专业；⑩医学检验、病理专业；⑪全科医学专业；⑫急救医学专业；⑬康复医学专业；⑭预防保健专业；⑮特种医学与军事医学专业；⑯计划生育技术服务专业；⑰省级以上卫生行政部门规定的其他专业。第二类，口腔类别医师执业范围：①口腔专业；②省级以上卫生行政部门规定的其他专业。第三类，公共卫生医师执业范围：①公共卫生类别专业；②省级以上卫生行政部门规定的其他专业。第四类，中医类别医师执业范围：①中医专业；②中西医结合专业；③蒙医专业；④藏医专业；⑤维医专业；⑥傣医专业；⑦省级以上卫生行政部门规定的其他专业。医师进行执业注册的类别必须以取得医师资格的类别为依据。

医师依法取得两个或两个类别以上医师资格的，除以下两款情况之外，只能选择一个类别及其中一个相应的专业作为执业范围进行注册，从事执业活动。医师不得从事执业注册范围以外其他专业的执业活动。

【涉及科室】

人事科，涉及有疑问的可追踪至相关科室核查。

【内审方法】

1. 资料查阅　查看人事科评审周期人事统计相关资料及具体的人员名单、档案及相关证明材料。核定分子：中医（中西医结合）类别执业医师数、系统接受中医药（中西医结合）专业培训两年以上的非中医（中西医结合）类别执业医师数、当年新招聘未取得中医（中西医结合）类别执业医师资格的中医专业技术人员数（中西医结合），并合计。核定分母：医院执业医师总数+未取得执业医师资格专业技术人员数。按公式计算，名单中涉及有疑问的人员具体记录并追踪医师执业注册证或系统培训证书。

2. 调查访谈 约谈人事科负责人。问询中医（中西医结合）类别执业医师的数量，当年新招聘的取得或尚未取得中医（中西医结合）类别执业医师资格的中医（含中西医结合）专业技术人员数量，系统接受中医药（中西医结合）专业培训两年以上的非中医（中西医结合）类别执业医师的数量，上述人员占执业医师总数的比例是否满足60%的要求。

三、医院和临床科室的规范命名

医院类别	评审指标	评审方法	评审细则	责任科室	分值
三级中医医院、三级中西医结合医院	★3.1.2 医院和临床科室命名符合国家中医药管理局《关于规范中医医院与临床科室名称的通知》（国中医药发〔2008〕12号）等有关规定，科室名称不得有中医、西医、中西医结合字样。治未病科原则上以"治未病科"（"治未病中心"）作为科室名称。由于历史沿革产生的"中医预防保健科"命名可保留；因整合健康管理资源产生的"健康管理中心（治未病）"等命名可采用，不得以"国医堂""名医工作室""保健中心""体检部""预防保健科"作为治未病科名称	查阅相关资料，并实地考查	医院或科室名称不规范，不得分；科室组织框架图、医疗信息报表与实际不符合，酌情扣分（每个科室至少扣1分）	院办临床科室	中医院5分，中西医结合医院4分

【指标解析】

为规范医院名称及所属科室名称，要求中医院或中西医结合医院名称由通用名和识别名组成。通用名一般应在"医院"前加注"中医"或"中西医结合"等字样。如识别名中含有"中医"或"中西医结合"等字样，或举办单位是中医药院校、中医药研究机构，或含有中医专属名词的，通用名前可不再加注"中医"或"中西医结合"等字样。例如，"××医院"是"××中医药大学"的附属医院，"××医院"即可用"医院"作为其通用名称。识别名一般由两部分组成，第一部分体现地域或举办人，内容可包含行政区划名称（或地名）、举办单位名称（或规范简称）、举办人姓名或与设置人有关联的其他名词；第二部分体现医院具体性质，内容为专业（学科、专科）名称、诊疗科目名称、诊疗技术名称，或专属名词。识别名中，第二部分可以省略，如"××省××市中医医院"。识别名中如含有第二部分，应符合中医药理论和专科专病命名原则，如"××省××市整骨医院"。临床科室名称不得含有

"中医""中西医结合""西医"字样，不得使用含有"疑难病""专治""专家""名医""祖传"或者同类含义文字的名称，以及其他宣传或者暗示诊疗效果的名称。不得有神经科（中心）、神经内科（中心）、消化科（中心）、风湿免疫科（中心）、免疫科（中心）、泌尿科（中心）等名称。外科二级分科应命名为外一、外二、外三……不得出现其他命名。

【实施要点】

（一）规范使用医院的名称

中医医院或中西医结合医院名称出现下列情况的，依照《国家中医药管理局关于规范中医医院与临床科室名称的通知》（国中医药发〔2008〕12号），须由省级中医药管理部门核准。

1．医院识别名称中使用"中心"字样的，或以具体的疾病名称作为识别名称的。

2．上述医院以高等院校附属医院命名，或加挂高等院校附属医院、临床实习医院名称的。

3．医院名称中使用含有"中心""国医堂"名称的。

4．政府举办的医疗机构进行所有权改造后，不再属于政府所有，原名称中的行政区划名称需进行相应变更的。

（二）规范所属医院临床科室名称

1．临床科室名称应体现中医（中西医结合）特点，首选中医（中西医结合）专业名词命名。临床科室名称应规范，采用疾病名称或证候名称作为科室名称时，应按照《中医病证分类与代码》（TCD）和相关规范命名。

2．临床科室命名也可采用以下方式

（1）以《医疗机构诊疗科目名录》中的中医专业命名，如内科、外科、妇产科、儿科、皮肤科、眼科、耳鼻咽喉科、口腔科、肿瘤科、骨伤科、肛肠科、老年病科、针灸科、推拿科、康复科、急诊科、预防保健科等。临床专业科室名称不受《医疗机构诊疗科目名录》限制，可使用习惯名称和跨学科科室名称等。

（2）以中医脏腑名称命名，如心病科、肝病科、脾胃病科、肺病科、肾病科、脑病科等。

（3）以疾病、症状名称命名，如中风病科、哮喘病科、糖尿病科、血液病科、风湿病科、烧伤科、疮疡科、创伤科、咳嗽科等。

（4）门诊治疗室原则上应以治疗技术或仪器设备功能命名，如导引治疗室、穴位敷贴治疗室等。

【涉及科室】

院办（医院组织架构图及医院相关标识、标牌）、临床科室（现场查看）。

【内审方法】

1. **资料查阅**　查看院办有关评审周期医院的医院组织架构图及医院相关标识，查看医院及科室名称是否规范，涉及有疑问的科室具体记录并追踪。

2. **现场查看**　重点查看临床相关内科、外科及其二级分科名称是否规范，是否使用神经科（中心）、神经内科（中心）、消化科（中心）、风湿免疫科（中心）、免疫科（中心）、泌尿科（中心）等字样，以及治未病科的命名是否符合要求。

四、制定中医（中西医结合）优势病种诊疗方案

医院类别	评审指标	评审方法	评审细则	责任科室	分值
三级中医医院	★3.4.1 在国家中医药管理局印发的中医诊疗方案基础上，结合本院实际制定科室优势病种诊疗方案并组织实施（每个科室至少选择 3 个），逐步提高中医优势病种诊疗方案的覆盖率	查阅评审周期相关资料，并抽查 2 个科室 6 个临床诊疗方案	无中医诊疗方案，不得分；低于 3 个病种诊疗方案，每少一个病种，扣 2 分；中医诊疗方案未与本院实际结合，每个病种扣 2 分；诊疗方案基本要素（中西医病名、诊断、中医药综合治疗方法、疗效评价等）不全，每少 1 个要素，每个病种扣 0.5 分；未组织实施，扣 3 分；组织不到位，或缺少原始资料，酌情扣分（至少扣 1 分）；周期内优势病种未逐年增加，扣 1 分	医务科临床科室	5
三级中西医结合医院	★3.4.1 结合本院实际制定科室优势病种中医或中西医结合诊疗方案并组织实施（每个科室至少选择 3 个），逐步提高中医、中西医结合优势病种诊疗方案的覆盖率	查阅评审周期相关资料，并抽查 2 个科室 6 个临床诊疗方案	无中医或中西医结合诊疗方案，不得分；低于 3 个病种诊疗方案，每少一个病种扣 2 分；中医、中西医结合诊疗方案未与本院实际结合，每个病种扣 2 分；诊疗方案基本要素（中西医病名、诊断、中医综合治疗方法、疗效评价等）不全，每少 1 个要素，每个病种扣 0.5 分；未组织实施，扣 3 分；组织不到位，或缺少原始资料，酌情扣分（至少扣 1 分）；周期内优势病种未逐年增加，扣 1 分	医务科临床科室	5

【指标解析】

国家中医药管理局于 2011 年先后制定实施了首批《95 个病种中医临床路径和诊疗方案》和第二批《105 个病种中医临床路径和诊疗方案》并开展试点，2013 年继续开展了第三批《24 个专业 104 个病种中医临床路径和诊疗方案》的试点工作，截至目前，已发布了 300 余种病种的中医临床路径和诊疗方案。以上诊疗方案，可供医院选择确定并执行，亦可作为临床科室优势病种诊疗方案实施。医院临床科室也可以结合工作实际，参照国家中医药管理局印发的中医诊疗方案来制定本科室至少 3 个优势病种诊疗方案，而后逐步覆盖其他病种。

【实施要点】

（一）认真学习国家中医药管理局印发的有关临床专科诊疗方案文件

1.《国家中医药管理局办公室关于印发中风病（脑梗死）等92个病种中医临床路径和中医诊疗方案（2017年版）的通知》国中医药办医政发〔2017〕9号。

2.《国家中医药管理局办公室国家卫生计生委办公厅关于印发艾滋病（成人）中医诊疗方案的通知》国中医药办医政发〔2016〕18号。

3.《关于印发肾病科 4 个病种中医诊疗方案的通知》国中医药医政医管便函〔2011〕9号。

4.《关于印发耳鼻喉科5个病种中医诊疗方案的通知》国中医药医政医管便函〔2010〕141号。

5.《关于印发妇科 3 个病种中医诊疗方案的通知》 国中医药医政医管便函〔2010〕147号。

6.《关于印发脾胃科 7 个病种中医诊疗方案的通知》 国中医药医政医管便函〔2011〕1号。

7.《关于印发传染科肝病科7个病种中医诊疗方案的通知》 国中医药医政医管便函〔2011〕4号。

8.《关于印发妇科 4 个病种中医诊疗方案的通知》国中医药医政医管便函〔2010〕147号。

9.《关于印发脑病科精神科8个病种中医诊疗方案的通知》国中医药医政医管便函〔2011〕12号。

10.《关于印发血液科 4 个病种中医诊疗方案的通知》 国中医药医管便函〔2011〕10号。

11.《关于印发儿科 7 个病种中医诊疗方案的通知》 国中医药医政医管便函〔2011〕11号。

12.《关于印发肺病科心血管科针灸科急诊科肿瘤科9个病种中医诊疗方案的通知》国中医药医政医管便函〔2011〕6号。

13.《关于印发眼科7个病种中医诊疗方案的通知》国中医药医政医管便函〔2010〕148号。

（二）结合实际收治病种确定并实施诊疗方案

确保诊疗方案基本要素（中西医病名、诊断、综合治疗方法、疗效评价）无缺失。

【涉及科室】

医务科、临床科室。

【内审方法】

1. 资料查阅 查看医务科有关临床科室中医（中西医结合）诊疗方案，随机抽查 2 个临床科室，各追踪 3 个优势病种运行病历，核查中医诊疗方案与实际疾病诊治的结合性，诊疗方案基本要素是否齐全，以及科室的优势病种总结分析资料。

2. 调查访谈　科室的优势病种有哪些，是否制定了中医（中西医结合）诊疗方案，实际诊治过程中是否结合诊疗方案，科室的优势病种是否逐年增加。

五、门诊采用非药物中医技术诊疗比例

医院类别	评审指标	评审方法	评审细则	责任科室	分值
三级中医医院	★3.9.2 采用非药物中医技术诊疗人次占医院门诊总人次的比例≥10%	查阅评审周期相关资料，并抽查核实	每低于标准1%，扣0.5分；抽查结果与医院统计差异较大（相差±10%以上），扣2分	临床科室（查阅上年度医院针灸科、推拿科、康复科等）	5
三级中西医结合医院	★3.9.2 采用非药物中医技术诊疗人次占医院门诊总人次的比例≥8%	查阅评审周期相关资料，并抽查核实	每低于标准1%，扣0.5分；抽查结果与医院统计差异较大（相差±10%以上），扣2分	临床科室（查阅上年度医院针灸科、推拿科、康复科等）	5

【指标解析】

中医非药物疗法内容丰富，临床使用性强，砭石、针、灸、导引（民间各种拳术、经络锻炼等均属导引范畴）、推拿（按摩）、火罐、刮痧、刺络、筋磁、经络共振、理疗、火疗、药物熏蒸、热敷、贴敷、文化养生、食疗养生、经络养生、情志养生、环境养生等都有各自不同的方法，是我国人民多年来强身健体、治病的重要保障，具有安全、方便、不良反应小等优点。应鼓励基层医疗机构大力开展中医非药物治疗服务健康发展，积极引导和推广中医非药物应用项目的良性发展。

【实施要点】

1. 积极开展非药物中医适宜技术在门诊服务中的比重。

2. 大力开展患者宣传工作，增强医患沟通，促进患者的配合。

3. 医院鼓励医生为患者运用中医非药物疗法施治，给予必要的激励措施。

4. 定期统计，总结和改进中医非药物疗法的推广工作。

【涉及科室】

临床科室（查阅上年度医院针灸科、推拿科、康复科等以非药物中医技术治疗为主的科室的门诊人次）。

【内审方法】

1. 资料查阅　随机抽查 2 个科室，实际计算某月中，非药物中医技术诊疗人次占医院门诊总人次的比例，并与医院、科室的月统计报表核对。

2. 调查访谈　访谈科室负责人。科室开展非药物中医治疗的技术有哪些，科室有无月统计与分析，有无增加诊疗人次的相关措施。

六、中药处方（饮片、中成药、院内制剂）处方数占门诊总处方数的比例

医院类别	评审指标	评审方法	评审细则	责任科室	分值
三级中医医院	★3.10.2 门诊处方中,中药(饮片、中成药、医院制剂)处方比例≥60%;中药饮片处方占门诊处方总数的比例≥30%	查阅评审周期的医疗信息报表,并抽查核实	实地检查与医院统计结果差异较大(相差±10%以上),不得分;每低于标准1%,每个指标扣1分	药学部、信息统计科、中医系列临床科室	4
三级中西医结合医院	★3.10.2 门诊处方中,中药(饮片、中成药、医院制剂)处方比例≥40%;中药饮片处方占门诊处方总数的比例≥20%	查阅评审周期的医疗信息报表,并抽查核实	实地检查与医院统计结果差异较大(相差±10%以上),不得分;每低于标准1%,每个指标扣1分	药学部、信息统计科、中医系列临床科室	4

【指标解析】

该指标为体现中医药特色的相关内容，评审方法为实地检查与查阅评审周期的医疗信息报表相结合，检查中药饮片和中成药使用达标情况。

1. 门诊中药处方比例计算方法

[门诊中药饮片处方（含配方颗粒处方）数+门诊中成药处方数+门诊医院中药制剂处方数]/门诊处方总数×100%

2. 门诊中药饮片处方比例计算方法

门诊中药饮片处方（含配方颗粒处方）/门诊处方总数×100%

其中，中医医院要求中药（饮片、中成药、院内制剂）处方数占门诊处方总数的平均比例应≥60%。中药饮片处方数占门诊总处方数的比例≥30%；或比例在10%以下，但较上年度增长超过了7%；或比例在10%~20%，但较上年度增长超过了5%；或比例在20%~30%，但较上年度增长了3%。均不作否决，但每低于标准1%，扣1分。如实地检查与医院统计结果差异较大（相差±10%以上），不得分。

中西医结合医院要求门诊处方中，中药（饮片、中成药、院内制剂）处方数占门诊总处方数的比例≥40%。中药饮片处方数占门诊总处方数的比例≥20%；或比例在10%以下，但较上年度增长超过了5%；或比例在10%~20%，但较上年度增长超过了3%。均不作否决，但每低于标准1%，扣1分。如实地检查与医院统计结果差异较大（相差±10%以上），不得分。

【实施要点】

1. 宣传中医药疗效，普及健康意识，鼓励中药（饮片、中成药、中药配方颗粒）处方的使用。长期以来，中医药和西医药互相补充、协调发展，共同担负着维护和增进人民健康的任务，这是我国医药卫生事业的重要特征和显著优势。中医药临床疗效确切、预防保健作用独特、治疗方式灵活、费用比较低廉，特别是随着健康观念变化和医学模式的转变，中医药越来越显示出其独特优势。

2. 院内干预，提高治疗中中药处方比例。提高治疗中药处方比例对于扶持和促进中医药事业发展，提高人民群众健康水平、弘扬中华文化、促进经济发展和社会和谐，都具有十分重要的意义。

3. 做好煎药房等相应配套服务设施建设，简化服务流程，方便患者使用，提高患者的就医服务体验。

4. 定期统计和分析中药处方在门诊处方中所占比例，并做好反馈与改进。

【涉及科室】

药学部、信息统计科、中医系列临床科室。

【内审方法】

1. 资料查阅 医疗信息统计报表、医院对上述指标的考核及分析资料。

2. 现场查看 随机抽取评审周期内的门诊处方，对中药饮片、中成药处方、医院中药制剂处方进行统计核查。

七、重点专科优势病种和常见病种的诊疗方案

医院类别	评审指标	评审方法	评审细则	责任科室	分值
三级中医医院、三级中西医结合医院	★4.4.1 制定本专科优势病种和常见病种中医或中西医结合诊疗方案，体现医院本科室临床实际，突出中医药或中西医诊疗方法的综合运用，诊疗方案基本要素齐全	查阅3个病种诊疗方案及相关资料	无中医或中西医结合诊疗方案，不得分；低于3个病种诊疗方案，每少一个病种，扣2分；诊疗方案未反映本专科特色，每个病种扣1分；反映不充分，酌情扣分（每个病种最少扣0.5分）；诊疗方案基本要素（中西医病名、诊断、中医药或中西医综合治疗方法、疗效评价等）不全，每少1个要素，每个病种扣0.5分；手术科室，未正确配合使用中医药治疗，每个方案扣1分	临床各科室	5

【指标解析】

同指标3.4.1，尤其是2017年《国家中医药管理局办公室关于印发中风病（脑梗死）等92个病种中医临床路径和中医诊疗方案（2017年版）的通知》（国中医药办医政发〔2017〕9号），并组织国家中医重点专科协作组修订了中风病（脑梗死）等92个病种的中医临床路径和中医诊疗方案，供各级中医药管理部门及中医医疗机构参考和使用。

【实施要点】

详见指标3.4.1的操作要点。

【涉及科室】

临床科室（重点专科）。

【内审方法】

1. 资料查阅　随机抽查手术科室及非手术科室重点专科各 1 个，各追踪 3 个病种诊疗方案及相关资料，查看中医（中西医）诊疗方案有无体现本专科特色；各抽取上述 3 个病种运行病历 1 份，查看诊疗方案的执行情况（未执行诊疗方案，每份病历扣 2 分；部分执行，每份病历扣 1 分）及诊疗方案基本要素（中西医病名、诊断、中医药或中西医综合治疗方法、疗效评价等）是否齐全（每少 1 个要素，每个病种扣 0.5 分）；手术患者是否正确配合使用中医药治疗（未使用，每个病种扣 1 分）。

2. 调查访谈　访谈责任人。作为重点专科，本专科优势病种和常见病种的诊疗方案有哪些，科室有无定期开展病种的疗效评价，有无总结分析。

八、重点专科诊疗方案在临床中的应用

医院类别	评审指标	评审方法	评审细则	责任科室	分值
三级中医医院、三级中西医结合医院	★4.4.3 诊疗方案在临床中得到应用	抽查 3 份运行病历（原则上每个病种 1 份）	未执行诊疗方案，每份病历扣 2 分；部分执行，每份病历扣 1 分	临床各科室	5

【指标解析】

诊疗方案制定具体参照国家中医药管理局印发的相关病种制定。详见指标 3.4.1 操作要点部分。各专科诊疗方案名称，详见本书附录 B《各专科诊疗方案名称及临床路径一览表》。

【实施要点】

详见指标 3.4.1 操作要点。

【涉及科室】

临床科室（重点专科）。

【内审方法】

1. 资料查阅　随机抽查手术科室及非手术科室重点专科各 1 个，追踪优势病种或常见病种各 3 个，查阅中医（中西医）诊疗方案及运行病历，核查诊疗方案的执行情况（未执行诊疗方案，每份病历扣 2 分；部分执行，每份病历扣 1 分）及诊疗方案基本要素（中西医病名、诊断、中医药或中西医综合治疗方法、疗效评价等）是否齐全（每少 1 个要素，每个病种扣 0.5 分）；手术患者具体是否正确配合使用中医药治疗（未使用，每个病种扣 1 分）。

2. 调查访谈　作为重点专科，本专科优势病种和常见病种的诊疗方案有哪些；科室有无定期开展病种的疗效评价；是否开展定期的病种总结分析。

附件3　肝厥（肝性脑病）中医诊疗方案（供参考）

一、诊断

（一）疾病诊断

1. 中医诊断标准

（1）肝厥：是指浊毒痰火内盛，不得外泄而熏蒸、蒙闭清窍，在肝病症状基础上，出现以神识昏蒙为主要表现的肝及脑的厥病类疾病。

（2）主要症状：情志举止失常、嗜睡、言语不清。

（3）次要症状：可有幻觉、恐惧、狂躁。

（4）急性起病：发病前多有诱因，常有先兆症状，如轻度的性格改变和举止失常，欣快激动或淡漠少言，衣冠不整或随地便溺。可有谵语。不能完成简单的计算和智力构图，可有扑翼样震颤。

（5）具备2个主要症状以上，或1个主要症状、2个次要症状，结合起病、诱因、先兆症状即可确诊；不具备上述条件，结合血氨、脑电图检查结果亦可确诊。

2. 西医诊断标准

（1）临床特点：①有慢性肝病和（或）广泛门体侧支循环形成的基础；②有明显的肝性脑病的临床表现，以意识错乱、嗜睡或昼睡夜醒、行为失常为主。

（2）辅助检查：①血液检查，如血氨的升高、内毒素血症、电解质的紊乱、酸碱失衡、肝功能变化等；②智能测试或诱发电位检测结果异常者。

（二）证候诊断

1. 痰浊内蕴，气滞血瘀证　夜寐不安，欣快激动或淡漠少言，衣冠不整或随地便溺，多梦，健忘，便秘，头晕、胸胁脘腹胀闷窜痛，偶有刺痛，或胁下痞块，发热，口渴不欲饮。舌暗淡或有斑点，苔白腻，脉弦滑或涩。

2. 浊气上逆，内扰神明证　嗜睡或夜寐不安，幻觉、恐惧、狂躁，口臭，烦热，呃逆，嗳气，呕吐，口干口苦，脘闷，纳呆，腹胀，小便黄赤，大便秘结。舌边尖红，苔黄腻，脉弦数。

二、治疗方法

（一）中药高位保留灌肠

以"通腑泻浊法"治疗肝厥，采用大黄煎剂（由醋制大黄、乌梅1∶1组成）保留灌肠治疗。

操作方法：①将大黄煎剂应用煎药机浓煎制成200ml/瓶药液备用；②使用时将药液温度调至40℃，用50ml的一次性注射器抽取药液；连接14号肛管，用润滑剂润滑肛管前端；③首先嘱患者取左侧卧位，垫高臀部约10cm，将肛管轻柔插入直肠 30cm 以上，缓慢注入药液，注液完毕，拔管后用手掐住臀部向肛门挤压，压迫肛门括约肌 5 分钟；④在操作完毕后，嘱患者转为右侧卧位，使药物在肠内尽量保持 120 分钟以上；⑤每日 1 次，7 日为 1 个疗程。

注意事项：①正确掌握插管深度，以 30cm 为宜，滴注药液应缓慢，以减轻痛苦，以免增加腹压使药液外溢；②拔管动作轻柔，拔管后用手掐住臀部向肛门挤压，压迫肛门括约肌 3～5 分钟，使药液在肠道保留时间延长，以免药物外溢；③灌肠时患者的体位应以先左后右为宜，即在进行操作时，患者取左侧卧位，在操作完毕后，患者转为右侧卧位，此时药液所到达的部位深且充盈，有利于灌肠液保留及吸收。

（二）辨证选择口服中药汤剂、中成药

1. 痰浊内蕴，气滞血瘀证
治法：化痰祛浊，理气化瘀。
推荐方药：导痰汤加减。半夏、胆南星、陈皮、茯苓、枳实、甘草、赤芍、川芎等。
中成药：苏合香丸等。
2. 浊气上逆，内扰神明证
治法：和胃理气，降浊醒神。
推荐方药：解毒化瘀颗粒加减。茵陈、赤芍、白花蛇舌草、大黄（后下）、郁金、石菖蒲、紫苏子等。
中成药：安宫牛黄丸、紫雪丹等。

（三）静脉滴注中药注射剂

根据病情可辨证选用清开灵注射液、醒脑静注射液、石菖蒲注射液等静脉滴注。

（四）针灸治疗

根据病情，辨证取穴，并合理采用补泻手法。针刺反应严重者慎用。
主穴：四神聪、井穴。
辅穴：内关、合谷、太冲、十宣。
操作方法：采用微针在选穴上进行直刺或斜刺 0.5～1.0 寸（1 寸≈3.3cm），待得气后留针 20 分钟，每日 1 次，7 日为 1 个疗程。

（五）其他疗法

大便秘结患者可根据病情需要选择中医诊疗设备，如结肠透析机。在采用大黄煎剂进行保留灌肠之前，使用结肠透析机行全结肠清洗，使全结肠得到最彻底、最直接的清洗，为下一步中药保留灌肠创造一个洁净的肠道环境，更利于药物的吸收和药效的发挥。

操作方法：用生理盐水 2500～3000ml，液体温度经治疗机自行控制在 36.5～

37.5℃，灌注时间为 15～20 分钟，废液自探头经另一管道自行流出，然后再用大黄煎剂保留灌肠，每日 1 次，7 日为 1 个疗程。

注意事项：

1. 生理盐水温度以 36.5～37.5℃为宜，温度过低对肠道刺激大，温度过高易烫伤肠黏膜。

2. 插管时检查导管前端有无破损，导管前端涂少许液状石蜡（石蜡油），以利润滑。操作时动作轻柔，遇有阻力不能强行插入，应转动导管缓慢插入，以免损伤肠黏膜而致肠穿孔。

3. 正确掌握插管深度，以 30cm 为宜，滴注药液应缓慢，以减轻痛苦，以免增加腹压使药液外溢。

（六）内科基础治疗

原发病的基础治疗，如抗病毒等；能量支持治疗，纠正水、电解质、酸碱平衡紊乱，防治并发症等；必要时给予抗感染治疗。

（七）护理调摄

1. 生活起居　生活规律，禁烟酒，养成定时排便的习惯，保持大便通畅，注意预防便秘的发生。

2. 饮食调理　限制高蛋白食品，控制肉类的摄入量，尤其是动物肉类，主要应以进食植物蛋白为主（如豆类蔬菜、豆腐、豆浆等）；适量饮水，适当进食水果（如香蕉、火龙果等），避免进食辛辣肥甘厚味之品。

3. 情志调摄　嘱患者保持愉快的心情，避免急躁、易怒、过喜、过悲等情绪；向患者解释疾病的基本知识，使其正确认识疾病，并帮助其树立战胜疾病的信心。

三、疗效评价

（一）评价标准

1. 疾病疗效标准

痊愈：患者神志完全正常，血氨、智能测试或诱发电位结果恢复正常。

显效：患者神志基本正常，血氨、智能测试或诱发电位结果改善≥70%。

有效：患者神志明显改善，血氨、智能测试或诱发电位结果改善≥50%。

无效：患者神志症状无改善，甚至昏迷，血氨、智能测试或诱发电位结果无变化或加重。

2. 证候疗效标准

痊愈：中医临床症状、体征明显消失或基本消失，证候积分减少≥70%。

显效：中医临床症状、体征明显改善，证候积分减少≥50%。

好转：中医临床症状、体征均有好转，证候积分减少≥30%。

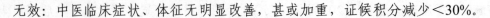

无效：中医临床症状、体征无明显改善，甚或加重，证候积分减少＜30%。

（二）评价方法

1. 中医症状体征治疗前后的变化情况采用《中医四诊资料分级量化表》（附表2-1）。

附表2-1　肝性脑病分级量化表

分期	认知功能障碍及性格、行为异常的程度	神经系统体征	脑电图改变
0期（轻微型肝性脑病）	无行为、性格的异常，只在心理测试或智力测试时有轻微异常	无	正常α波节律
1期（前驱期）	轻度性格改变或行为异常，如欣快激动或沮丧少语。衣冠不整或随地便溺、应答尚准确但吐字不清且缓慢、注意力不集中或睡眠时间倒错（昼睡夜醒）	可测到扑翼样震颤	不规则的本底活动（α和θ节律）
2期（昏迷前期）	睡眠障碍和精神错乱为主、反应迟钝、定向障碍、计算力及理解力均减退、言语不清、书写障碍、行为反常、睡眠时间倒错明显、甚至出现幻觉、恐惧、狂躁，可有不随意运动或运动失调	腱反射亢进、肌张力增高、踝阵挛阳性、巴氏征阳性、扑翼征明显阳性	持续的θ波，偶有δ波
3期（昏睡期）	以昏睡和精神错乱为主、但能唤醒，醒时尚能应答，但常有神志不清或幻觉	仍可引出扑翼征阳性、踝阵挛阳性、腱反射亢进、四肢肌张力增高，椎体征阳性	普通的θ波，一过性的含有棘波和慢波的多相综合波
4期（昏迷期）	神志完全丧失，不能被唤醒。浅昏迷时对疼痛刺激有反应；深昏迷时对各种刺激均无反应	浅昏迷时腱反射和肌张力仍亢进、踝阵挛阳性、由于不合作扑翼征无法检查、深昏迷时各种反射消失	持续的δ波，大量的含棘波和慢波的综合波

2. 智能测试采用数字连接试验（NCT）变化，诱发电位变化采用躯体感觉诱发电位（SEP）进行评价。

3. 实验室指标评价采用检测血氨、生化指标、内毒素变化的方法进行评价。

（三）智能测试方法说明

1. 数字连接试验（NCT）　分为A、B两型，A型由1～25个阿拉伯数字组成，25个数字以无规律的方式散列。要求受试者以用笔画线的方式把不同位置上的数码按顺序连接起来（不要预览）。B型由阿拉伯数字1～13和英文字母A～L组成。要求受试者把不同位置上的数码和字母A～L按1-A-2-B…13-L的数字顺序和字母顺序交叉连接。计算完成试验所需要的时间（包括纠正错误所用时间）。

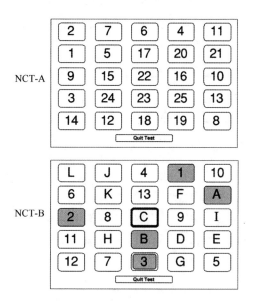

2. 评分标准

患者年龄	NCT 的正常值
<34 岁	44.3 秒
35~44 岁	59.6 秒
45~54 岁	67.4 秒
55~64 岁	79.7 秒
>65 岁	99.5 秒

（四）躯体感觉诱发电位检测说明

躯体感觉诱发电位（SEP）是指刺激肢体末端粗大感觉纤维，在躯体感觉上行通路不同部位记录的电位，主要反映周围神经、脊髓后束和有关神经核、脑干、丘脑放射及皮层感觉区的功能。

1. 检测方法　使用肌电图仪，表面电极置于周围神经干，常用的刺激部位是正中神经、尺神经、胫后神经和腓总神经等。上肢记录部位通常是 Erb 点、C7 棘突及头部相应的感觉区；下肢记录部位通常是臀点、胸 12、颈部棘突及头部相应的感觉区。

2. 波形的命名　极性+潜伏期（波峰向下为 P、向上为 N）。正中神经刺激对侧顶点记录（头参考）的主要电位是 P14、N20、P25 和 N35；周围电位是 Erb 点（N9）和 C7（N11，N13）。胫后神经刺激顶点（Cz'）记录的主要电位是 N31、P40、N50 和 P60；周围电位是臀点（N16）和 T12（N24）。

3. 异常的判断标准　潜伏期延长和波形消失等。

九、中药饮片采购管理

医院类别	评审指标	评审方法	评审细则	责任科室	分值
三级中医医院、三级中西医结合医院	★5.3.1 建立中药饮片采购制度，采购程序符合相关规定，供应商资质齐全；供应中药饮片质量合格；医院定期对供应商进行评估	查阅相关资料（如中药饮片采购制度、采购计划、供应商资质档案、评估记录等），实地考查	无中药采购制度或供应商资质不符合要求，或有伪药及明令禁止购销的产品，不得分；采购制度不完善，扣 1 分；每发现 1 种劣药，扣 1 分；对供应商评估记录不完整，扣 1 分	药学部	3

【指标解析】

医院的中药饮片管理由本单位法定代表人全面负责，在医院药事管理委员会的监督指导下，由药学部门主管，管理应当以质量管理为核心，实行岗位责任制。医院应建立健全中药饮片采购制度、入库验收流程，从合法的供应单位购进中药饮片；医院应当坚持公开、公平、公正的原则，考察、选择合法中药饮片供应单位，并与之签订"质量保证协议书"；医院应定期对供应单位供应的中药饮片质量、服务质量、供应及时性进行评估，并根据评估结果及时调整供应单位和供应方案。

【实施要点】

医院必须配备依法经过资格认定的药学技术人员，非药学技术人员不得直接从事药剂技术工作。

1. 医院应当建立健全中药饮片采购制度。采购中药饮片，由仓库管理人员依据本单位临床用药情况提出计划，经本单位主管中药饮片工作的负责人审批签字后，依照药品监督管理部门有关规定从合法的供应单位购进中药饮片。

2. 医院应当坚持公开、公平、公正的原则，考察、选择合法中药饮片供应单位。严禁擅自提高饮片等级、以次充好，为个人或单位谋取不正当利益。

3. 医院采购中药饮片，应当验证生产经营企业的《药品生产许可证》或《药品经营许可证》、《企业法人营业执照》，销售人员的授权委托书、资格证明、身份证，并将复印件存档备查。购进国家实行批准文号管理的中药饮片，还应当验证注册证书并将复印件存档备查。

4. 医院与中药饮片供应单位应当签订"质量保证协议书"。

5. 医院应当定期对供应单位供应的中药饮片质量进行评估，并根据评估结果及时调整供应单位和供应方案。

6. 制定和执行药品保管制度，采取必要的冷藏、防冻、防潮、防虫、防鼠等措施，保证药品质量。

7. 明确医疗机构中药饮片管理责任，医疗机构主要负责人是医疗机构中药饮片管理第一责任人，要将中药饮片管理作为医疗质量和医疗机构管理的重要内容纳入工作安排。

【涉及部门】

药学部。

【内审方法】

1. 资料查阅　中药饮片采购制度及流程，采购计划及审批，质量保证协议，入库验收记录及质量检验记录，供应企业资质材料与评估资料（供应企业资质材料中应注意收集中药饮片生产厂家的《药品生产质量管理规范认证证书》复印件、经营企业的《药品经营质量管理规范认证证书》复印件）。

2. 现场查看　中药库或中药房中药饮片质量，中药饮片采购、验收流程等。

3. 调查访谈　医院是如何对药品质量进行验收评估的，是否定期对供应商进行评估。

十、中药饮片处方点评

	评审指标	评审方法	评审细则	责任科室	分值
三级中医医院、三级中西医结合医院	★5.4.2 有中药饮片处方点评工作制度，开展中药饮片处方点评工作，工作记录完整	查阅评审周期相关资料，并实地核查	未制定中药饮片处方点评工作制度，扣1分；无点评记录，扣1分；记录不完整，扣0.5分	药学部医务科中医系列临床科室	2

【指标解析】

处方点评是医院持续改进医疗质量和药品临床应用管理重要组成部分，是新的管理手段，是提高临床药物治疗水平的重要措施，是解决临床不合理用药的重要决策。2010年，国家中医药管理局发布了《中药处方格式及书写规范》（国中医药发〔2010〕57号），为探索科学合理的中药处方点评方法提供了保证。目前中药饮片、中成药与西药相比在临床应用中存在的不合理应用问题更严重，对中药的使用进行合理性评价至关重要，医院应建立科学化、系统化且符合中医药特点的中药处方点评实施细则，对中药饮片处方进行专项点评，点评工作应有完整的书面记录。

（一）处方点评的样本量及抽样方法

样本量按标准设定，抽样可参考下述两种方法，也可根据自身情况选择临床科

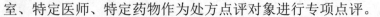
室、特定医师、特定药物作为处方点评对象进行专项点评。

1. 等距抽样（即系统抽样）　先将抽样总体各单位按一定顺序排列，根据样本量选择抽取间隔，然后随机确定起点，每隔一定间隔抽取样本。如随机抽取每月 10 号的门诊处方 100 张，统计当天处方总数为 m，$(m/100)=n$，$n-1$ 为抽样间隔，分别用数字 1，2，3，4，…，$n-1$ 为签，任抽一签，签上的数字即为开始抽的张数，如抽到的签为"3"，即从第 3 张按间隔抽取 100 张，同样的方法抽取急诊处方和病房（区）医嘱单。

2. 分层抽样　先将总体按某种特征分为若干层（即子总体），然后按规定的比例从每一层抽取一定数量的个体组成样本的方法，比如先把处方分为医保、自费、公费，再进行抽样。

（二）处方点评评价要点

1. 不规范处方

（1）处方的前记、正文、后记内容缺项，书写不规范或者字迹难以辨认的。

（2）医师签名不规范或者与签名的留样不一致的。

（3）药师未对处方进行适宜性审核的（处方后记的审核、调配、核对、发药栏目无审核调配药师及核对发药药师签名，或者单人值班调剂未执行双签名规定）。

（4）新生儿、婴幼儿未写明日龄、月龄。

（5）处方未按照"君、臣、佐、使"的顺序排列，调剂、煎煮等有特殊要求的药物未标注。

（6）中药饮片名称未使用标准规范的中药饮片处方用名，医嘱和病历中名称不一致。

（7）麻醉药品（如罂粟壳）未单独开具红色处方，或红处方未注明患者身份证明编号，代办人姓名、身份证明编号等。

（8）处方中未写煎服方法或书写不全、不规范的。

（9）处方修改未签名或未注明修改日期，或药品超剂量使用未注明原因和再次签名的。

（10）开具处方未写临床诊断及中医证型或书写不全。

（11）无特殊情况下，门诊处方超过 7 日用量，急诊处方超过 3 日用量，慢性病、老年病或特殊情况下需要适当延长处方用量未注明理由的。

2. 用药不适宜处方

（1）理法方药不一致。

（2）药物调整无记录，或依据不完整、不充分。

（3）药物基源或炮制品选择不恰当。

（4）药物剂量不适当，若超量未注明原因或未再次签字。

（5）处方存在相对禁忌（如妊娠期慎用药、特殊人群慎用药等）未注明原因或未再次签字。

（6）联合用药不适当。

（7）用药方法（包括给药时间、次数、温度和疗程）不适当。

（8）其他用药不适宜情况。

3．超常处方

（1）无适应证用药或理法方药相互矛盾。

（2）无正当理由开具"大处方"的。

（3）毒性中药（28种）超剂量使用。

（4）严重违反使用禁忌的。

【实施要点】

1．建立处方点评制度，对不合理用药及时干预。

应根据相关法规、技术规范，对处方书写的规范性及药物临床使用的适宜性（用药适应证、药物选择、给药途径、用法用量、药物相互作用、配伍禁忌等）进行评价，发现存在或潜在的问题，制定并实施干预和改进措施，规范临床药物合理应用的过程。医院应当建立健全系统化、标准化和持续改进的处方点评制度，开展处方点评工作，并在实践工作中不断完善。

2．加强医师处方书写的规范培训，提高规范率。

（1）应当体现"君、臣、佐、使"的特点要求。

（2）名称应当按《中华人民共和国药典》规定准确使用，《中华人民共和国药典》没有规定的，应当按照本省（自治区、直辖市）或本单位中药饮片处方用名与调剂给付的规定书写。

（3）剂量使用法定剂量单位，用阿拉伯数字书写，原则上应当以克（g）为单位，"g"（单位名称）紧随数值后。

（4）调剂、煎煮的特殊要求注明在药品右上方，并加括号，如打碎、先煎、后下等。

（5）对饮片的产地、炮制有特殊要求的，应当在药品名称之前写明。

（6）根据整张处方中药味多少选择每行排列的药味数，并原则上要求横排及上下排列整齐。

（7）中药饮片用法用量应当符合《中华人民共和国药典》规定，无配伍禁忌，有配伍禁忌和超剂量使用时，应当在药品上方再次签名。

（8）中药饮片剂数应当以"剂"为单位。

（9）处方用法用量紧随剂数之后，包括每日剂量、采用剂型（水煎煮、酒泡、打粉、制丸、装胶囊等）、每剂分几次服用、用药方法（内服、外用等）、服用要求（温服、凉服、顿服、慢服、饭前服、饭后服、空腹服等）等内容。例如，"每日1剂，水煎400ml，分早晚两次空腹温服"。

（10）按毒麻药品管理的中药饮片的使用应当严格遵守有关法律、法规和规章的规定。

（11）中药饮片应当单独开具处方，其他书写规则与西药、中成药处方相同。

3. 医院每月至少开展一次中药饮片处方点评工作，应有完整、准确的书面记录，并对抽样率进行了规定。

【涉及科室】

药学部、医务科、中医系列临床科室。

【内审方法】

1. 资料查阅　中药处方点评管理制度及实施细则，中药处方点评工作记录，定期通报或反馈临床科室的资料。

2. 现场查看　随机抽取门诊、住院中药饮片处方，检查饮片处方开具情况及合格率。

十一、开展中医护理技术项目

	评审指标	评审方法	评审细则	责任科室	分值
三级中医医院、三级中西医结合医院	★6.4.2 科室开展中医护理技术项目不少于 4 项	科室提供开展中医护理技术项目清单，实地检查 3 个科室，每个科室抽查 2 份运行病历	未开展中医护理技术操作，不得分；科室开展中医护理技术项目＜4 项，每科扣 2 分	临床科室	4

【指标解析】

2015 年，国家中医药管理局关于印发《护理人员中医技术使用手册》的通知（国中医药医政医管便函〔2015〕89 号），明确了中医护理人员可以开展和使用的中医护理技术主要有：①刮痧技术；②拔罐技术；③麦粒灸技术；④隔物灸技术；⑤悬灸技术；⑥蜡疗技术；⑦穴位敷贴技术；⑧中药泡洗技术；⑨中药冷敷技术；⑩中药湿热敷技术；⑪中药涂药技术；⑫中药熏蒸技术；⑬中药热熨敷技术；⑭中药离子导入技术；⑮穴位注射技术；⑯耳穴贴压技术；⑰经穴推拿技术；⑱中药灌肠技术。三级中医医院、三级中西医结合医院临床科室对照上述中医护理技术选择开展中医护理技术项目不少于 4 项可达到评审要求。

【实施要点】

1. 依照国家中医药管理局关于印发《护理人员中医技术使用手册》的通知（国中医药医政医管便函〔2015〕89 号），培训和开展中医护理技术。

2. 遵循国家中医药管理局制定印发的中医护理方案因病施护。

2014 年《国家中医药管理局关于印发促脉证（阵发性心房颤动）等 20 个病种中医护理方案（试行）的通知》（国中医药医政医管便函〔2014〕24 号）。

2015 年《国家中医药管理局关于印发胃疡等 19 个病种中医护理方案（试行）的通知》（国中医药医政医管便函〔2015〕61 号）。

【涉及科室】

临床科室（查阅上年度医院针灸科、推拿科、康复科等以非药物中医技术治疗为主的科室的门诊人次）。

【内审方法】

1. 资料查阅　随机抽查 3 个科室，要求科室提供开展中医护理技术项目清单，每个科室抽查 2 份运行病历，查看护理记录的书写及实地抽考护士技术操作。

2. 调查访谈　访谈科室护士长，科室开展的中医护理技术项目有哪些，有无培训考核记录。

十二、开展中医药特色健康教育

医院类别	评审指标	评审方法	评审细则	责任科室	分值
三级中医医院、三级中西医结合医院	★7.5.2 门诊走廊、候诊区和住院部走廊宣传中医药或中西医结合知识，使用中医病名和中医术语，并与所在科室的中医药或中西医结合特色相结合，中药候药区宣传中药相关知识	实地考查	不符合要求，不得分	宣传科、门诊部、临床科室	4

【指标解析】

指标之意在于引导医院开展健康教育，即通过有计划、有组织、有系统的社会教育活动，使人们自觉地采纳有益于健康的行为和生活方式，消除或减轻影响健康的危险因素，预防疾病，促进健康，提高生活质量。中医药健康教育的核心是教育人们树立健康意识、促使人们改变不健康的行为生活方式，养成良好的行为生活方式，以降低或消除影响健康的危险因素。进一步开展中医药健康教育内容，提升基层中医药服务能力。健康教育中医药基本内容包括中医药基本知识、中医养生保健的理念和方法、常见疾病的中医药预防和保健、重点人群的中医药养生保健。健康教育的方式主要有知识传播和行为干预两个方面。根据健康信息传递的特点，传播途径通常有以下几种类型：①口头传播，如演讲、报告、座谈、咨询等；②文字传播，如报刊、杂志、书籍、传单等；③形象化传播，如图画、标本、实物、模型、照片等；④电子媒介传播，如电影、电视、广播、录像、投影等；⑤综合传播，如行政立法、展览、文艺演出、卫生宣传日活动等。

【实施要点】

1. 依照国家中医药管理局办公室关于印发《健康教育中医药基本内容》的通知（国中医药办新发〔2014〕7 号），因地制宜地开展健康教育。

2. 2017 年《国家卫生计生委关于印发"十三五"全国健康促进与教育工作规

划的通知》（国卫宣传发〔2017〕2 号）（附件 4），主要目标：到 2020 年，健康的生活方式和行为基本普及，人民群众维护和促进自身健康的意识和能力有较大提升，"把健康融入所有政策"方针有效实施，健康促进县（区）、学校、机关、企业、医院和健康社区、健康家庭建设取得明显成效，健康促进与教育工作体系建设得到加强。全国居民健康素养水平达到 20%，影响健康的社会、环境等因素得到进一步改善，人民群众健康福祉不断增进。

3. 依照《国家中医药管理局关于印发中医医院眼科等 10 个科室环境形象建设范例的通知》（国中医药医政医管便函〔2012〕46 号），有关门诊候诊区、病区、名医工作室方面提供的医院眼科、耳鼻喉科、肿瘤科、老年病科、推拿科、神志病科、肺病科、脾胃病科、血液病科、内分泌科环境形象建设范例，切实做好医院环境形象建设。

【涉及科室】

宣传科（医院健教宣传栏、住院部走廊展板等）、门诊部（门诊走廊、候诊区）、临床科室（病区走廊、护理站）。

【内审方法】

1. 现场查看　门诊走廊、候诊区和住院部走廊的健康教育内容是否开展形式多样的中医药文化科普活动。随机抽查 3 个科室，专科、专病的健康教育内容是否与中医药特色或中西医结合特色相结合。

2. 资料查阅　公共区域健康教育资料取阅处提供的健康教育资料、病区提供的专科健康教育处方。

附件 4　"十三五"全国健康促进与教育工作规划主要发展指标

领域	主要指标	单位	2020 年目标	2015 年水平	指标性质
健康生活	居民健康素养水平	%	20	10.25	预期性
	15 岁及以上人群烟草使用流行率	%	<25	27.7	预期性
健康文化	建立省级健康科普平台	—	以省为单位全覆盖	—	预期性
健康环境	健康促进县区比例	%	20	—	预期性
	每县（区）健康促进医院比例	%	40	—	预期性
	每县（区）健康社区比例	%	20	—	预期性
	每县（区）健康家庭比例	%	20	—	预期性
组织保障	区域健康教育专业机构人员配置率	人/10 万人口	1.25	0.67	预期性

十三、治未病科室功能及定位

医院类别	评审指标	评审方法	评审细则	责任科室	分值
三级中医医院、三级中西医结合医院	★8.2.1 治未病科功能定位准确，为医院的一级科室	实地考察	把针灸科、推拿科、康复科、理疗科等临床科室及国医堂、名医工作室等整合纳入"治未病"科，不得分；未作为医院一级科室，不得分	治未病科	3

【指标解析】

"治未病"科是以治未病理念为核心，针对个体人健康状态，运用中医药养生保健技术和方法，结合现代健康管理手段和方法，系统维护和提升个体人整体功能状态，管理个体人健康状态风险，实现"不得病，少得病，晚得病，不复发"的健康目标，达到预防疾病、健康长寿目的的科室，在现阶段以"未病先防、瘥后防复"作为主要功能定位。

【实施要点】

1. 满足"治未病"科服务项目需要　"治未病"科服务项目开展范围有：①健康状态辨识及评估项目（中医体质辨识，中医经络、脏腑功能、血气状态评估等）；②健康调养咨询服务（开具健康处方、养生功法示范指导、中药调养咨询指导等）；③中医特色干预技术（针刺、灸法、拔罐、推拿、穴位贴敷、埋线、药浴、熏洗、刮痧、砭石、音疗及热疗、电疗等其他理疗技术）；④膏方、养生调养茶饮等产品类；⑤健康档案建立、慢性病健康管理、健康信息管理，以及管理效果评价等也可纳入治未病服务项目。

2. 满足人员需要　"治未病"科人员包括中医执业医师、医技人员、中药师、护理人员、管理人员等。专职医护人员不少于 6 人，中医类医护人员比例不低于 70%。医技人员和中药师可整合本单位的其他相关资源。

其中，副高级以上专业技术职务任职资格的中医执业医师占科室医师比例不低于 20%，中医专业硕士及以上学历人员占科室医师比例不低于 20%。

3. 配置基本设备

（1）健康状态辨识及其风险评估设备：中医体质辨识系统、舌像仪、脉象仪、经络检测设备，体重仪、身高仪、血压计、心血管检测仪、肺功能仪、骨密度检测仪、心电图、血糖监测仪等常规体检、理化、影像设备。

（2）健康干预设备及器具：针具、灸具、罐具、刮痧板、砭石，及中医电疗、磁疗、热疗设备等。

（3）其他：办公设备、影像等演示设备、多媒体教学设备及信息网络系统设备等。

科室日常建设具体依照 2014 年国家中医药管理局关于印发《中医医院"治未病"科建设与管理指南（修订版）》的通知（国中医药医政发〔2014〕3 号），其中第二十七条中西医结合医院"治未病"科、综合医院及妇幼保健机构以预防保健为特色的中医科室按照本指南进行建设和管理。

重点专科建设依照 2014 年国家中医药管理局办公室关于印发《国家中医"治未病"重点专科建设要求（2014 版)》的通知（国中医药办医政发〔2014〕1 号），进行建设。

【涉及科室】

"治未病"科。

【内审方法】

1. 资料查阅 医院制定的"治未病"专科建设年度工作计划及具体措施、医院与"治未病"科签订的综合目标考核责任状等资料（核定是否为一级科室）、查阅科室人员名单（人数不少于 6 人，中医类医护人员比例不低于 70%，副高级以上中医执业医师占科室医师比例不低于 20%，中医专业硕士及以上学历人员占科室医师比例不低于 20%）、科室基本设备清单。

2. 现场查看 科室区域布局，包括健康状态信息采集与辨识评估区域、健康咨询与指导区域、健康干预区域、健康宣教区等，服务面积不低于 200m²。

3. 调查访谈"治未病"科负责人 科室开展的服务项目有哪些，中医特色干预技术开展的有哪些，是否开展健康档案建立、慢性病健康管理、健康信息管理。

第2节 综合服务功能

一、医院的功能、任务和定位

医院类别	评审指标	评审方法	评审细则	责任科室	分值
三级中医医院	★1.1.2.医院的功能、任务和定位明确，符合区域卫生规划和医疗机构设置规划要求，保持适度规模，医院编制及实有床位数均≥400张，科室设置、每床建筑面积、人员配备和设备、设施符合三级中医医院基本标准（2分）	查阅相关资料，实地考查	不符合要求，不得分	信息统计科、人事科、设备科、临床科室	2
三级中西医结合医院	★1.1.2.医院的功能、任务和定位明确，符合区域卫生规划和医疗机构设置规划要求，保持适度规模，医院编制及实有床位数均≥400张，科室设置、每床建筑面积、人员配备和设备、设施符合三级中西医结合医院基本标准(2分)	查阅相关资料，实地考查	不符合要求，不得分	信息统计科人、事科、设备科、临床科室	2

【指标解析】

2017 年，国家卫生和计划生育委员会下发了《医疗机构基本标准（试行）》（下文简称《标准》）的最新通知，替换了 1994 年的旧版标准。《标准》对综合医院中医医院、中西医结合医院、民族医医院、专科医院、口腔医院、肿瘤医院、儿童医院、精神病医院、传染病医院、心血管病医院、血液病医院、皮肤病医院、整形外科医院、美容医院、康复医院、疗养院等的设立标准进行了明确规定。

有关三级中医医院、三级中西医结合医院的医院基本标准，引用如下。

三级中医医院

一、床位

住院床位总数 300 张以上。

二、科室设置

（一）临床科室至少设有急诊科、内科、外科、妇产科、儿科、针灸科、骨伤科、肛肠科、皮肤科、眼科、推拿科、耳鼻喉科；

（二）医技科室至少设有药剂科、检验科、放射科、病理科、消毒供应室、营养部和相应的临床功能检查室。

三、人员

（一）每床至少配有 1.0 名卫生技术人员。

（二）中医药人员占医药人员总数的比例不低于 60%。

（三）临床科室主任必须是具有副主任医师以上职称的中医师，至少有 1 名具有副主任药师以上职称的中药师和相应的检验、放射等技术人员。

（四）工程技术人员（技师、助理工程师及以上人员）占卫生技术人员总数的比例不低于 1%。

（五）临床营养师不少于 1 人。

（六）每床至少配有 0.3 名护士。

四、房屋

每床建筑面积不少于 45 平方米。

五、设备

（一）基本设备

心电图机　自动洗胃机　　　　给氧装置　电动呼吸机
多功能抢救床　心电监护仪　　无影灯　麻醉机
麻醉监护仪　手术器械　　　　荧光显微镜　尿分析仪
血气分析仪　自动生化分析仪　酶标仪　电冰箱
离心机　分光光度计　　　　　超净工作台　肺功能仪
X 线机　移动式 X 光机　　　膀胱镜　纤维胃镜
电检眼镜　裂隙灯　　　　　　直接喉镜　动态心电图机
妇科检查台　骨科牵引床　　　石蜡切片机　冷冻切片机

高压灭菌设备　各类针具　　　　药品柜　人流吸引器

电动吸引器　B超仪　　　　　　心脏除颤器　纤维结肠镜

万能手术床乙状结肠镜　　　　　针麻仪　鼻咽镜

细胞计数器　多普勒成像仪　　　钾钠分析仪　牙科综合治疗台

恒温箱　紫外线杀菌灯　　　　　干燥箱　电针仪

分析天平　中药煎药设备　　　　洗衣机

（二）病房每床单元设备

床1张　　　　　　　　　　被子1.2条

褥子1.2条　　　　　　　　被套2条

枕头2个　　　　　　　　　床头柜1个

床头信号灯1个　　　　　　床垫1.1条

床单2条　　　　　　　　　枕套4个

病员服2套

（三）有与开展的诊疗科目相应的其他设备

六、制订各项规章制度、人员岗位责任制，有国家制定或认可的医疗护理技术操作规程，并成册可用。

七、注册资金到位，数额由各省、自治区、直辖市中医（药）行政管理部门确定。

三级中西医结合医院

一、床位

住院床位总数350张以上。

二、科室设置

（一）临床科室：至少设有急诊科、内科、外科、妇产科、儿科、耳鼻喉科、口腔科、眼科、皮肤科、针灸科、麻醉科、预防保健科；

（二）医技科室：至少设有药剂科、放射科、检验科、病理科、血库、消毒供应室、病案室、营养部和相应的临床功能检查室；

（三）设立中西医结合专科或专病研究所（室）。

三、人员

（一）每床至少配有1.1名卫生技术人员。

（二）每床至少配有0.4名护士。

（三）中西医结合人员占医药护技管人员总数的比例不低于60%。

（四）各临床科室的主任必须是具有副主任医师以上职称的医师，其中至少有40%为中西医结合医师或中医师。

（五）至少有1名具有副主任药师以上职称的药师、具有主管药师以上职称的药师和中药师各1人及相应的检验、放射等技术人员。

（六）至少有 1 名临床营养师。

（七）工程技术人员（技师、助理工程师及以上人员）占卫生技术人员的比例不低于 1%。

四、房屋

每床建筑面积不少于 45 平方米。

五、设备

（一）基本设备

心电图机　自动洗胃机	呼吸机　心脏除颤器
肺功能仪　多功能手术床	麻醉机　麻醉监护仪
高频电刀　胃肠减压器	产程监护仪　手术器械
骨科牵引床　妇科检查台	引产吸引器　裂隙灯
直接喉镜电针仪	牙钻机　高压灭菌设备
X 线机　电冰箱	钾钠分析仪　荧光显微镜
显微镜　分光光度计	分析天平　尿分析仪
恒温箱　酸度计	药品柜　器械柜
膀胱镜　电栓眼镜	移动式 X 线机　多功能抢救床
乙状结肠镜　中药煎药设备	热水净化系统　培养箱
多普勒成像仪　纤维结肠镜	石蜡切片机　纤维胃镜
电动吸引器　酶标分析仪	心电监护仪　超声心动图机
无影灯　给氧装置	手术显微镜　支气管镜
多功能产床　动态心电图机	各类针具牙科综合治疗台
干燥箱　自动生化分析仪	鼻咽镜　蒸馏水器
涡轮机　B 超仪	紫外线杀菌灯　冰冻切片机
离心机　洗衣机	

（二）病房每床单元设备

床 1 张	被子 1.2 条
褥子 1.2 条	被套 2 条
枕芯 2 个	床头柜 1 个
暖水瓶 1 个	床头信号灯 1 台
床垫 1.1 条	床单 2 条
枕套 4 个	病员服 2 套
痰盂或痰杯 1 个	

（三）有与开展的诊疗科目相应的其他设备。

六、制订各项规章制度、人员岗位责任制，有国家制定或认可的医疗护理技术操作规程，并成册可用。

七、注册资金到位，数额由各省、自治区、直辖市中医（药）行政管理部门确定。

【实施要点】

（一）依照《标准》相关要求建设医院，完善床位、人员、科室、房屋、基本设备的配置；

（二）三级中医医院、三级中西医结合医院除基本设备外，各临床、医技科室设备配置参照国家中医药管理局关于印发《中医医院医疗设备配置标准（试行）》的通知（国中医药医政发〔2012〕4号）要求落实。

【涉及科室】

信息统计科、人事科、设备科、临床科室。

【内审方法】

1. 资料查阅　查阅医院核定编制床位数量的有关文件、信息统计科的月信息统计报表，核定实际开放床位数；查阅人事科人员配备表，统计各临床科室病房护理人员总数，与实际开放床位数对比。亦可追踪某一科室，当月收治患者总数量/当月天数=日平均留在病区患者数，再与病区排班表中护士数对比，以核定是否满足0.4：1的要求；统计工程技术人员（技师、助理工程师及以上人员）占卫生技术人员总数的比例（不低于1%）；临床科室的数量、临床科室主任具有副主任医师以上职称的数量、医技科室副高以上职称人员数量；药剂科有无副主任药师以上职称人员（至少1名）；设备科查阅医院各科室设备、设施配置清单，核定能否满足临床运行需要。

2. 现场查看　随机抽查1～2个病区，核查每床建筑面积，设备、设施数量及完好情况。

二、加强急诊检诊、分诊，落实首诊负责制

医院类别	评审指标	评审方法	评审细则	责任科室	分值
三级中医医院、三级中西医结合医院	★1.2.2.1 加强急诊检诊、分诊，落实首诊负责制，及时救治急危重症患者	查阅相关资料，并实地考查	无检诊、分诊制度，或首诊负责制未落实，或急危重症患者未得到及时救治，不得分；落实不到位，扣0.5分	急诊科	1

【指标解析】

首诊负责制是医疗核心制度之一，相关内容如下。

1. 第一次接诊的医师或科室为首诊医师和首诊科室，首诊医师对患者的检查、诊断、治疗、抢救、转院和转科等工作负责。

2. 首诊医师必须详细询问病史，进行体格检查、必要的辅助检查和处理，并认真记录病历。对诊断明确的患者应积极治疗或提出处理意见；对诊断尚未明确的患者应在对症治疗的同时，及时请上级医师或有关科室医师会诊。

3．首诊医师下班前，应将患者移交接班医师，把患者的病情及需注意的事项交待清楚，并认真做好交接班记录。

4．对急危重症患者，首诊医师应采取积极措施负责实施抢救。如为非所属专业疾病或多科疾病，应报告科主任及医院主管部门及时组织会诊。危重症患者如需检查、住院或转院者，首诊医师应陪同或安排医务人员陪同护送；如接诊条件所限，需转院者，首诊医师应与所转医院联系安排后再予转院。

5．首诊医师在处理患者，特别是急危重症患者时，有组织相关人员会诊、决定患者收住科室等医疗行为的决定权，任何科室、任何个人不得以任何理由推诿或拒绝。

急诊检诊、分诊主要根据患者病情评估结果进行分级，共分为四级。1级/A级：濒危患者；2级/B级：危重患者；3级/C级：急症患者；4级/D级：非急症患者。检诊、分诊人员需要经过培训，掌握病情评估及检伤分类标准，迅速判断病情级别，分别对患者实施急、缓医疗措施及分区救治（对应急诊科的 A、B、C 三区，也称红区、黄区、绿区）。原则上，急危重症患者得到及时抢救，非急危重症患者得到妥善处置，并有去向登记。建立急诊预检、分诊制度的关键是要按《急诊科建设与管理指南（试行）》的要求，具有相应的场所、设施、设备、药品和技术力量并与医院级别、功能和任务相适应。三级医院和有条件的二级医院应当设急诊手术室和急诊重症监护室，抢救床每床净使用面积不少于 12 平方米，观察床数量根据医院承担的医疗任务和急诊患者量确定，有条件的医院可建立急诊临床信息系统，为医疗、护理、感染控制、医技、保障和保卫等部门及时提供信息，并逐步实现与卫生行政部门和院前急救信息系统的对接。需落实的要点如下。

1．急诊预检是一项重要细致的工作，应由工作满 3 年的注册护士承担。

2．预检护士应熟悉急诊范围，按预检分诊程序（一问、二看、三检查、四分诊、五请示、六登记）做好预检分诊工作。

3．遇批量伤员时，立即通知当班医师、科主任及医务处、护理部组织抢救工作。

4．遇传染病病例转到感染性疾病科，疑似传染病病例，应当将患者分诊至固定诊室就诊，发现谷丙转氨酶（GPT）升高转到感染性疾病科，并按传染病报告制度及时汇报，不能遗漏；遇见体温≥38℃、伴有呼吸道症状的病例，应当将患者分诊至发热门诊就诊，同时对预检处采取必要的消毒措施。

5．遇涉及刑事、民事纠纷的伤员按院规上报门诊办公室或总值班。

6．遇急、危、重患者立即进入急诊绿色通道。

7．遇外宾、中国港澳台同胞就诊，按上级相关规定做好预检接诊工作并报告医务科。

8．参照国际普遍使用的检伤分类标准，结合所在医院情况将急诊就诊患者划分为四级。

Ⅰ级：立即处理。

（1）成年人：心搏或呼吸停止、插有气管内管或胸管、呼吸窘迫、内出血无法控制、昏迷、抽搐不止、吸入性伤害或发绀、中毒危及生命、收缩压≤80mmHg 或≥220mmHg 及体温≥41℃或体温≤32℃、严重创伤、灼伤等生命征象危急者。

（2）小儿（14 岁以下的婴幼儿与孩童）：心搏或呼吸停止、插有气管内管或胸管、内出血无法控制、昏迷、抽搐不止、吸入性伤害或发绀、呼吸窘迫有明显胸凹、发热合并有出血点、中毒危及生命、免疫不全的发热（＞38.5℃）、脱水＞10%等生命征象危急者。

Ⅱ级：5～10 分钟处理。

（1）成年人：突发性神经学症状、头痛、腹痛、背痛、腰痛症状严重、急性尿滞留、晕眩严重、昏厥但意识恢复、胸痛原因不明、疑有骨折、小的开放性伤口、收缩压 220～180mmHg、体温 39～40℃ 或 32～35℃、有自杀行为或倾向等生命征象不稳定者。

（2）小儿：抽搐已停止、突发性神经学症状、嗜睡或哭闹不安但刺激有反应、头痛、腹痛或其他部位疼痛严重、有出血倾向者、心律不齐但血压正常、明显上吐下泻有脱水之虞、误食异物或药品或其他物质，有潜在危险性等生命征象不稳定者。

Ⅲ级：30 分钟内处理。

（1）成年人：黑便、吐血、咳血但生命征象稳定者，抽搐已停止、头痛、腹痛、背痛、腰痛、关节疼痛合乎急诊条件者、服药过量但意识清醒、血尿或肾结石绞痛、皮肤疹症状严重、无伤口的软组织伤害、动物抓伤等患者。

（2）小儿：不在Ⅰ级、Ⅱ级之内合乎急诊条件者。

Ⅳ级：不符合急诊条件，可延后处理或劝说去看门诊。

【实施要点】

1. 完善急诊检诊、分诊制度，落实首诊负责制等相关制度。《中华人民共和国执业医师法》（中华人民共和国主席令第 5 号），其中第三十七条规定，"由于不负责任延误急危病重患者的抢救和诊治，造成严重后果的，由县级以上人民政府卫生行政部门给予警告或者责令暂停 6 个月以上一年以下执业活动；情节严重的，吊销其医师执业证书；构成犯罪的，依法追究刑事责任。"

2. 急诊科独立设置、急诊专业队伍稳定、人员相对固定、设备设施完备、布局合理、满足急诊工作需要，符合医院感染控制要求。

3. 急诊医务人员经过专业培训，能够胜任急诊工作，急诊抢救工作由主治医师以上（含主治医师）主持或指导；急救设备、药品处于备用状态，急诊医护人员能够熟练、正确使用各种抢救设备，熟练掌握心肺复苏急救技术。

4. 建立急诊"绿色通道"，科室间紧密协作。

5. 建立与医院功能任务相适应的重点病种（创伤、急性心肌梗死、心力衰竭、脑卒中等）急诊服务流程与规范，保障患者获得连贯医疗服务。

6．加强急诊留观患者管理，提高需要住院治疗急诊患者的住院率，急诊留观时间平均不超过 72 小时。

7．加强急诊质量全程监控与管理，落实核心制度，尤其是首诊负责制和会诊制度，急诊服务及时、安全、便捷、有效，提高急诊分诊能力。

8．对危重急诊患者，急诊科应按照"先及时救治，后补交费用"的原则救治。同时，急诊应制定并严格执行分诊程序及分诊原则，按患者的疾病危险程度进行分诊，对可能危及生命安全的患者应当立即实施抢救。

9．依法履行传染病疫情报告职责，并按照相关规定及时采取预防控制措施。

【涉及部门】

急诊科。

【内审方法】

1．资料查阅　医院工作制度或规定中有无急诊预检与分诊工作制度流程（附件 5）、首诊负责制、急诊与急救绿色通道管理制度（附件 6），有无"先抢救、后付费"及多科联合救治协调机制、急诊会诊制度、急诊患者诊疗优先等相关规定，以及预检分诊记录，抢救记录。

2．调查访谈　急诊科护士 3 名，访谈提纲：急诊检诊、分诊及患者分流标准，急会诊的要求、程序，医院关于"先抢救、后付费"的规定与流程，急诊患者院内外转接规定与流程。追踪某时段内，急诊患者接诊情况，危重症患者是否落实"先抢救、后付费"，或追踪经急诊入院患者，核实是否"先抢救、后付费"。

附件 5　急诊预检与分诊工作流程（供参考）

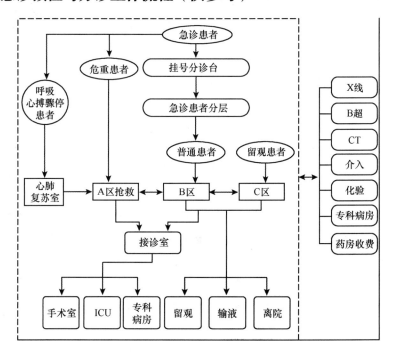

附件6 急诊、急救绿色通道管理制度（供参考）

1. **急诊、急救绿色通道** 指医院在为急危重症患者抢救流程、挽救患者生命而设置的畅通的诊疗过程，该通道的所有工作人员，应对进入"绿色通道"的伤病员提供快速、有序、安全、有效的诊疗服务。

2. **急诊、急救绿色通道救治范围** 各种急危重症需立即抢救的患者；"三无"人员（患者无姓名、无家属、无经费）。需要进入"急救绿色通道"的患者指在短时间内发病，所患疾病可能在短时间（＜6小时）内危及患者生命。具体分类如下。

（1）创伤急救绿色通道：急性创伤引起的体表开裂出血、开放性骨折、内脏破裂出血、脑出血、高压性气胸、眼外伤、气道异物、急性中毒、电击伤等，以及其他可能危及生命的创伤、重度休克、急性颅脑损伤等。

（2）心脑血管绿色通道：急性心肌梗死、急性心力衰竭、急性脑卒中、各种昏迷等。

（3）妇产科绿色通道：意外紧急产程、异位妊娠大出血、产科大出血等。

（4）其他危及患者生命的绿色通道：急性呼吸衰竭、急性肺水肿、急性肺栓塞、大咯血、严重哮喘持续状态、消化道大出血、重症酮症酸中毒、甲亢危象等。

3. **急诊、急救绿色通道工作程序**

（1）院前急救：急诊科工作人员接到院前急救电话后，询问患者数量及病情，如为成批患者，立刻报告急诊科主任，协调全科力量做好抢救准备，急诊科力量不足时汇报医务处或医院总值班，启动成批病员抢救预案。急诊科接电话后立即（3分钟内）派出医护人员和救护车，医务人员初步判断病情，予现场急救，具备转运条件后转医院院内处理。转运前应先与急诊科电话联系，做好绿色通道启动准备工作。

（2）院前急救与院内急诊绿色通道衔接：①急诊科与"120"患者转接流程。急诊科接市"120"急救中心电话后做好接诊准备→双方交接（包括患者姓名、性别、年龄、单位、受伤经过、诊断、处置情况、目前病情）并签字→交接完毕。②如为患者自行入急诊科，接诊医师判断患者病情需启动急诊、急救绿色通道时，上报所在专业二线班及急诊科主任，如为工伤需同时上报医务处（非正常工作时间报总值班）。③接诊科室遇成批患者时，应立即汇报医务处（或医院总值班）、分管院长，动员全院力量抢救，各相关科室医务人员必须无条件服从医院指挥和安排。

（3）急诊科患者的处置：①接诊护士负责5分钟内完成患者体位摆放、吸氧、心电监护、建立静脉通道、采取血液标本（常规、生化、凝血和交叉配血标本等）备用，建立急诊抢救病历。②接诊医生询问病史、查体，初步判断患者病情，下达抢救医嘱、会诊医嘱、检查医嘱、手术医嘱等。抢救患者生命时可下达口头医嘱，由护士记录并复述，医生确认后执行，抢救结束后6小时内如实补记。③必要时通知相关专科的专业人员到急诊科急会诊（接电话后院内 10 分钟、院外 20 分钟内赶到急诊科）。

（4）急诊、急救绿色通道与病房、基层医疗机构转接流程：①复合伤患者，接诊医师应汇报急诊科主任，按威胁患者生命的疾病顺序收治到相关专科，如有异议，由急诊科主任组织相关科室会诊后决定收治科室，收住困难时报医务处或医院总值班协调解决。②经急诊科急救处理后收入院困难，医院协调仍无法处理但需收入院治疗的患者，或应患者本人要求转其他医院或基层医疗机构时，转接流程：急诊科电话联系其他医院或基层医疗机构，告知病情，交代需准备事项→携带必要物品，将患者送到其他医疗机构→双方交接患者（包括患者姓名、性别、年龄、单位、受伤经过、诊断、目前病情）并签字→交接完毕。

4. 急诊、急救绿色通道相关科室职责、配合流程

（1）急诊科：①与××市"120"、各基层医疗机构、各级医院联系患者接诊、转诊事宜；②"急诊、急救绿色通道"患者分诊、接诊；③急诊科主任负责启动急诊绿色通道；④指导患者家属办理住院、急诊付费相关手续；⑤患者初步急救处理，完善必要检查项目；⑥通知相关专科医师急会诊；⑦必要时汇报科主任、总值班；⑧组织拟订诊疗方案并实施，决定患者下一步去向；⑨通知住院收费处、药房、相关医技科室进入"急诊、急救绿色通道"服务；⑩组织做好医患沟通，做好相关记录；⑪与手术室、重症医学科、临床科室做好患者交接工作；⑫做好接诊登记，完善医疗文书记录。

（2）重症医学科：①执行重症医学科患者转入、转出标准，与急诊科、手术室、各相关临床科室做好患者交接工作；②患者收住重症医学科时，除做好患者生命支持治疗外，注意观察患者各项生命体征，负责请相关专科会诊，落实会诊医嘱；③其他重症医学科的日常诊疗、医患沟通工作。

（3）手术室：①安排患者急诊手术，保障麻醉安全；②与急诊科、重症医学科、各相关临床科室做好患者交接工作。

（4）导管室：①保持急诊介入 24 小时畅通；②应邀急会诊，做出专科意见；③与急诊科、重症医学科、临床各相关科室做好患者交接工作；④配合完成急诊心、脑血管介入诊疗，保障患者安全。

（5）各相关临床科室：①接急会诊电话后在规定时间内前往急诊科进行急会诊；②提出本专业内检查、诊断、治疗建议，做好专科处置，提出急诊手术或择期手术建议并实施；③患者收住本科室时，如有其他专业疾病，负责请相关专科会诊、处置或转科治疗；④按照专病专治及首诊负责原则，负责非本科室患者的查房、提出诊疗意见或手术等，直至患者病情稳定；⑤应所在科室邀请，前往会诊。

（6）各相关医技科室：①实行 24 小时服务；②为急诊、急救绿色通道患者提供先抢救后结算服务；③与临床保持有效沟通。

（7）药房：①实行 24 小时服务；②为急诊、急救绿色通道患者提供先抢救后

结算服务；③与临床保持有效沟通。

（8）住院收费处：①实行 24 小时服务；②优先为急诊、急救绿色通道患者办理入院手续，并提供先诊疗后结算服务。在为患者办理入院手续时当即担保 500 元（工作时间医务处签字担保，非正常工作时间由总值班签字担保），如特殊情况经医务处主任同意可提高担保额度。③与临床保持有效沟通。④抢救结束后与临床科室沟通，为患者补办住院手续。

5. 急诊、急救绿色通道的要求

（1）急诊科实行 24 小时接诊，严格执行首诊负责制，接诊人员要严格把握急诊、急救绿色通道适应证。

（2）急诊、急救绿色通道患者实行病情评估、分级分区管理。依据急诊患者病情的严重程度、急诊患者占用急诊医疗资源多少，根据患者病情评估结果进行分级，共分为四级：Ⅰ级为濒危患者，Ⅱ级为危重患者，Ⅲ级为急症患者，Ⅳ级为非急症患者。

（3）启动绿色通道后，超出执业范围、权限或个人能力所限时，要严格请专科会诊，执行请示汇报制度。

（4）急危重症患者抢救协作协调机制：①急诊科接诊人员遇大批量病员等处理困难需医院协调时，应逐级汇报至急诊科主任、医务处或总值班、值周院领导。②急危重症患者及重大事件中的患者实行急会诊、优先收入院抢救。各相关专业人员接急诊科急会诊通知后，10 分钟内到场；夜班要求专业二线班，必要时同时通知相关专科科主任到场参加抢救。急诊科对于需要紧急入院治疗患者，及时办理相关入院手续，接急诊科绿色通道通知后，住院收费处应优先办理入院手续，相关科室优先收治，不得以任何理由延误抢救。③所有进入急诊、急救绿色通道的患者来不及办理相关手续时，实行"先抢救、后付费"制度。④抢救涉及的住院收费处、药房、医技科室、麻醉科、重症医学科等需全力配合，不得以各种理由推诿患者。各相关医技科室要给予优先检查、优先报告检查结果。⑤手术室接急诊科手术通知后，要求在 10 分钟内做好手术接诊准备。⑥急诊、急救绿色通道患者术后若需送重症医学科，重症医学科接手术室通知后 10 分钟内做好接诊准备。⑦抢救结束后患者所在科室负责协助补办住院手续。

（5）紧急抢救患者生命但患方无法履行患者知情同意手续时，接诊医师应汇报医务处处理。

（6）抢救结束后 6 小时内由抢救医生完成急诊抢救病历和补记口头医嘱。

（7）急诊科要认真登记急诊、急救绿色通道患者接诊情况。

（8）急诊高危患者（符合住院指征的外伤性脑血肿、外伤性腹腔内出血、开放性骨关节损伤、急性心肌梗死、急性脑梗死与脑出血）在急诊、急救绿色通道平均滞留时间＜60 分钟。

三、严格执行"查对制度"

医院类别	评审指标	评审方法	评审细则	责任科室	分值
三级中医医院、三级中西医结合医院	★2.1.2 在诊疗活动中，严格执行"查对制度"，至少同时使用姓名、年龄两项核对患者身份，确保对正确的患者实施正确的操作	查阅相关资料，实地考察或模拟两种诊疗行为（如医嘱开具与执行、发药、手术等）	无查对制度，或未使用两项项目核对患者身份，不得分	临床各科室医技各科室	3

【指标解析】

我国积极响应世界卫生组织世界患者安全联盟工作，中国医院协会（CHA）在国内行业提出《2007 患者安全目标》，后又连续 4 次修订和发布《患者安全目标》，目前中国医院协会已发布患者安全目标（2017 版），在历次修订和发布的《患者安全目标》中，始终将"严格执行查对制度，正确识别患者身份"作为第一目标。患者安全目标是倡导和推动患者安全活动最有效的方式之一，是绝大多数国家的通行做法。严格执行"查对制度"是指标本采集、给药、输血或血制品、发放特殊饮食、诊疗活动时要求正确识别和确认患者身份的制度、方法和核对程序。

【实施要点】

1．对就诊患者施行唯一标识（医保卡、新型农村合作医疗卡编号、身份证号码等）管理。

2．在诊疗活动中，严格执行"查对"制度，至少同时使用姓名、病案号、出生日期等 3 项核对患者身份，确保对正确的患者实施正确的操作。

3．实施有创（包括介入）诊疗活动前，实施医师必须亲自向患者或其家属告知和查对。

4．完善关键流程（急诊、病房、手术室、ICU、产房、新生儿室之间）的患者识别措施，健全转科交接登记制度。

5．使用"腕带、床头卡、指纹"作为手术、传染病、药物过敏、精神病人、意识障碍、语言障碍等特殊患者身份的标识，重点是 ICU、新生儿科（室），手术室、感染性疾病科、急诊室等部门。

6．医疗、护理、医技等部门在从事患者治疗活动过程中，均应遵循上述核对方式，以准确识别患者的身份。

在诊疗活动中，医务人员在执行各项治疗护理工作之前必须认真执行查对制度，不管是发药，还是输液、输血等任何操作必须在操作前、操作中、操作后仔细查对患者的姓名、病案号、出生日期、床头卡等信息，包括所使用的药物名称、药物剂量、药物浓度、药物的使用方法及使用的时间、药物的有效期、过敏史。如果需要注射、静脉给药的，更需要仔细查对药液，若发现药液变质、变色、浑浊、沉淀、过期或者是有安瓿破裂现象均不可使用；同时注射多种药物时，应查对有无配伍禁忌。输血时，需要两人或者以上人员同时查对患者住院号、交叉配血试验结果、血液种类、血型、血量、血液条码、血液质量，以及有效期、输血装置是否完好，并仔细检查血袋包装有无破损，如果取血时血袋掉落或受到撞击，即使血袋未破损也不可使用，要及时更换。

【涉及部门】

临床各科室、医技各科室。

【内审方法】

1. 资料查阅　查对制度中有关正确核对患者身份的规定，涉及的重点对象、流程（如医嘱执行、发药、手术、转科、患者交接、抢救）等，患者身份识别的标识方法、核对流程与转接登记等。

2. 调查访谈　门急诊与住院病区医务人员开展访谈，提纲：医院关于在诊疗活动中正确核对、识别患者身份的规定。

3. 现场查看　医护人员在为患者实施标本采集、给药、手术前、输血前、发放特殊饮食、诊疗操作时进行患者身份核对的内容、方法和过程，患者（近亲属）在核对时是否正确陈述患者姓名。

四、手术安全核查

医院类别	评审指标	评审方法	评审细则	责任科室	分值
三级中医医院、三级中西医结合医院	★2.3.1 建立手术安全核查管理制度与工作流程	查阅相关资料，抽查5份三步安全核查记录，并现场考查	未开展手术安全核查管理，不得分；管理不到位，扣2分；未执行手术安全核查，或记录不完整，每份扣1分；职能部门未开展督导、检查、总结、反馈，扣1分；无改进措施，或改进无成效，扣0.5分；手术核查、手术风险评估未达到100%，扣0.5分	手术科室麻醉科手术室	3

【指标解析】

手术安全核查是由具有执业资质的手术医师、麻醉医师和手术室护士三方（以下简称"三方"），分别在麻醉实施前、手术开始前和患者离开手术室前，共同对患者身份和手术部位等内容进行核查的工作。手术安全核查由"三方"按照"三步安全核查"步骤，共同执行并逐项填写《手术安全核查表》。术中用药、输血的核查是由麻醉医师或手术医师根据情况需要下达医嘱并做好相应记录，由手术室护士与麻醉医师共同核查。住院患者《手术安全核查表》应归入病历中保管，非住院患者《手术安全核查表》由手术室负责保存一年。手术科室、麻醉科与手术室的负责人是本科室实施手术安全核查制度的第一责任人。

【实施要点】

1. 落实手术安全核查步骤　麻醉实施前："三方"按《手术安全核查表》依次核对患者身份（姓名、性别、年龄、病案号）、手术方式、知情同意情况、手术部位与标识、麻醉安全检查、皮肤是否完整、术野皮肤准备、静脉通道建立情况、患者过敏史、抗菌药物皮试结果、术前备血情况、假体、体内植入物、影像学资料等内容。

手术开始前："三方"共同核查患者身份（姓名、性别、年龄）、手术方式、手术部位与标识，并确认风险预警等内容。手术物品准备情况的核查由手术室护士执行并向手术医师和麻醉医师报告。

患者离开手术室前："三方"共同核查患者身份（姓名、性别、年龄）、实际手术方式，术中用药、输血的核查，清点手术用物，确认手术标本，检查皮肤完整性、动静脉通路、引流管，确认患者去向等内容。

2. 严格执行手术风险评估　手术风险评估是医务人员根据手术患者病情及个体差异的不同而进行的科学客观地评估。所有手术患者都应进行手术风险评估，评估内容如下。

（1）手术切口清洁程度：手术风险分级标准将手术切口按照清洁程度分为四类：Ⅰ类手术切口（清洁手术）、Ⅱ类手术切口（相对清洁切口）、Ⅲ类手术切口（清洁-污染手术）、Ⅳ类手术切口（污染手术）。

（2）麻醉分级（ASA分级）：手术风险分级标准根据患者的临床症状将麻醉分为六级。P1：正常的患者。P2：患者有轻微的临床症状。P3：患者有明显的系统临床症状。P4：患者有轻微的明显系统临床症状，且危及生命。P5：如果不手术，患者将不能存活。P6：脑死亡的患者。

（3）手术持续时间：手术风险分级标准根据手术的持续时间将患者分为两组：手术在标准时间内完成组、手术超过标准时间完成组，属急诊手术在："□"打"√"。

（4）手术类别由麻醉医师在相应"□"打"√"。

（5）随访：切口愈合与感染情况在患者出院后24小时内由主管医师填写。

《手术安全核查表》和《手术风险评估表》的启用，体现了世界患者安全联盟提出的"安全手术，拯救生命"的理念，从源头上杜绝手术事故的发生。

目前各医疗机构手术安全核查与手术风险评估工作已步入正轨，建立了专项考核与点评，杜绝了安全核查和风险评估"走过场"，切实保障了医疗质量与医疗安全。

【涉及部门】

医务科、临床各手术科室。

【评审方法】

1. 资料查阅　医院工作制度（规范）中有关手术安全核查、手术风险评估的制度与流程，内容包括但不限于落实"三步安全核查"的要求，即麻醉实施前按《手术安全核查表》依次核对所列内容。手术开始前核实患者身份信息、手术方式、部位（标识）和物品准备，确认风险预警等内容。患者离开手术室前再次核查患者身份信息及实施手术方式、术中诊疗措施、手术用物、手术标本及即时状况，确认患者去向。查阅手术安全核查表、手术风险评估表中相关人员的记录及签名；职能部门开展督导检查的记录及相关总结、反馈资料。

2. 调查访谈 手术科室医师，麻醉医师、手术室护士，访谈提纲：医院手术安全核查与手术风险评估制度与流程；对手术部位标识规定是否知晓。访谈医务科负责人，对手术安全核查、手术风险评估的制度与流程的执行是否未开展日常督导检查。

3. 现场查看 选择当日手术室接台后患者，现场核查"三方"核查，查看手术部位标识、患者交接过程、交接内容，在手术间查看切皮前，巡回护士及手术医师、麻醉医师再次确认患者身份、手术部位、手术名称、麻醉分级等，并正确记录。

五、多重耐药菌控制与管理

医院类别	评审指标	评审方法	评审细则	责任科室	分值
三级中医医院、三级中西医结合医院	★3.4.6.5.1 制定多重耐药菌（MDRO）医院感染控制管理规范与程序，实施监管与改进	查阅评审周期相关资料，实地考查，并访谈医务人员、保洁人员共3名	无规章制度和防控措施，不得分；手卫生、隔离、无菌操作、保洁与环境消毒等多重耐药菌控制措施不合格，每项扣0.5分；未实施监管，或无改进，扣0.5分；人员不知晓，每人扣0.5分	临床科室	2

【指标解析】

医院院感管理委员会组织及其下设的医院感染管理办公室，需要对全院的多重耐药菌院内感染控制进行管理，在卫生部关于《加强多重耐药菌医院感染控制工作》的通知（卫办医发〔2008〕130号）、《多重耐药菌医院感染预防与控制技术指南（试行）》的通知（卫办医政发〔2011〕5号）和《医院感染监测规范》（WS/T312—2009）的指导下制定本院的多重耐药菌（MDRO）医院感染控制管理的规范与程序。

【实施要点】

1. 建立多重耐药菌医院感染预防控制制度 多重耐药菌（MDRO）已经逐渐成为医院感染的重要病原菌。加强多重耐药菌的医院感染管理，当发现有多重耐药菌株流行可能时，医院感染管理科应及时组织调查，临床科室、微生物实验室必须密切协作，并在全院公布感染发生情况，报告医院感染管理委员会、抗菌药物使用指导小组，减少使用可促使这些特殊病原体选择性生长的药物，同时组织人员进行流行病学调查。如出现耐泰能等泛耐药菌株，建议所发生的病区检查所有的其他患者所用的抗菌药物方案，必要时停用所有可促进这些特殊病原体选择性生长的药物而改用替代药物。

（1）开展多重耐药菌的目标性监测：耐甲氧西林金黄色葡萄球菌、耐万古霉素肠球菌、产超广谱 β-内酰胺酶细菌、多重耐药鲍曼不动杆菌、耐碳青霉烯铜绿假单胞菌等。

（2）早期检出带菌者、严密监测高危人群：加强微生物室对多重耐药菌的检测，早期检出多重耐药菌感染患者和定植患者。根据监测结果指导临床对多重耐药菌医院感染的控制工作。加强对从其他医院转入者及易感者的检查，尤其是对年老体弱、有严重基础疾病的免疫力低下患者、接受侵入性检查治疗如气管切开患者、住院时间长，及近期使用广谱、高档抗菌药物治疗的患者等高危人群要严密监测。

（3）诊断与报告：诊断主要依赖于病原微生物的诊断。临床科室应及时送检标本，及时发现、早期诊断多重耐药菌感染患者和定植患者。同时做好控制措施，以防扩散、流行：①临床微生物实验室发现时及时电话报告医院感染管理科；②各病区医师或护士发现时及时电话报告医院感染管理科；③医院感染管理科专职人员目标性监测的及时发现与诊断；④确诊为医院感染的必须在 24 小时内填卡上报医院感染管理科。

（4）预防和控制多重耐药菌的传播措施：①遵守无菌技术操作规程。在诊疗护理操作过程中必须严格遵守无菌技术操作规程，特别是实施中心静脉置管、气管切开、气管插管、留置尿管、放置引流管等操作时，应当避免污染，减少感染的危险因素。②加强医院环境卫生管理。收治多重耐药菌感染患者和定植患者的病房，应当使用专用的物品进行清洁和消毒，对患者经常接触的物体表面、医疗设施表面，需由保洁员用含氯消毒剂每天进行清洁和擦拭消毒。使用过的抹布、拖布必须消毒处理。出现或者疑似有多重耐药菌感染暴发时，应增加清洁和消毒频次。

2. 加强抗菌药物合理使用管理　严格执行抗菌药物分级使用管理制度和抗菌药物临床应用预警机制。合理使用的前提是要依据病原学药敏结果，同时严格按照权限开处方，联合用药，以及使用万古霉素、广谱头孢菌素、碳青霉烯类等必须严格掌握用药指征。避免由于抗菌药物的滥用而导致耐药菌的产生。

3. 严格遵循手卫生规范　在直接接触多重耐药菌患者前后、实施诊疗护理操作前后、接触患者体液或者分泌物后、摘掉手套后、接触患者使用过的物品后，以及从患者的污染部位转到清洁部位实施操作时，都应当实施手卫生。手上有明显污染时，应当洗手；无明显污染时，可以使用速干手消毒剂进行手部消毒。

4. 严格实施消毒隔离措施　①必须实施隔离措施，在床头卡和病历卡上贴接触隔离标识。②首选单间隔离（如 VRE），也可同种病原同室隔离，不可与气管插管、深静脉留置导管、有开放伤口或者免疫功能抑制患者安置同一房间。隔离病房确实不足时考虑床边隔离，当感染较多时，应保护性隔离未感染者。③尽量限制、减少人员出入，如 VRE 应严格限制，医护人员相对固定，专人诊疗护理，所有诊疗尽可能由他们完成，包括标本的采集。④实施诊疗护理操作中，有可能接触多重耐药菌感染患者或者定植患者的伤口、溃烂面、黏膜、血液和体液、引流液、分泌物、痰液、粪便时，应戴手套，可能污染工作服时穿隔离衣。当进行可能产生气溶胶的操作（如吸痰或雾化治疗等）时，应戴标准外科口罩和防护眼镜。⑤完成诊疗护理操作，离开房间前必须及时脱去手套和隔离衣至黄色垃圾袋中。⑥严格执行手卫生规范，医疗护理前后、脱去手套后及接触患者前后必须洗手和（或）手消毒。⑦对于非急诊用仪器如血压计、听诊器等不能共用。其他不能专用的物品如轮椅、担架等，在每次使用后必须经过清洗及消毒处理（1000mg/L 含氯消毒剂）。⑧进行床旁诊断（如 X 线片、心电图）的仪器必须在检查完成后用 1000mg/L 含氯消毒剂进行擦拭。⑨离开隔离室进行诊疗时，应先通知该诊疗科室，以便及时做好感染控制措施。转科时必须由工作人员陪同，向接收方说明对该患者应使用接触传播预防措施。⑩临床症状好转或治愈，连续两次培养阴性（每次间隔＞24 小时）方可解除隔离。

5. 医疗废物管理　锐器置入锐器盒，其余医疗废物均放置在黄色垃圾袋中，置入转运箱中，集中收集后送大地固废处置中心进行无害化处理。

6. 预防多重耐药菌感染培训制度　为加强医院多重耐药菌感染控制工作，使全院医护人员都掌握多重耐药菌的相关知识，提高多重耐药菌的诊断、监测、预防和控制的技术水平，需制定预防多重耐药菌感染控制知识培训制度，具体内容如下。

（1）感染管理专职人员：接受多重耐药菌控制相关法律、法规、指南、标准的培训；掌握多重耐药菌的流行病学、感染危险因素、耐药机制；诊断、治疗、预防与控制的方法，接受多重耐药菌新进展、耐药新机制、相关的消毒、隔离方法、防控措施的培训；了解本院多重耐药菌的流行趋势、危险因素等相关知识，为指导医院的多重耐药菌的感染控制工作做好充分准备。培训方式：参加各级卫生行政部门组织的相关培训班及学术活动。

（2）微生物工作人员：掌握多重耐药菌最新的检测技术、正确判定方法及实验室感染控制知识，学习多重耐药菌流行病学、感染危险因素，接受预防与控制医院内多重耐药菌的制度与措施的培训，掌握职业卫生防护与职业暴露处置相关知识。培训方式：参加继续教育项目、讲课、座谈等，培训时间每年不少于 4 学时。

（3）医护人员：学习多重耐药菌流行病学、感染危险因素、耐药机制方面的知识；掌握多重耐药菌的诊断、治疗、预防和控制措施；加强合理使用抗菌药物、消毒隔离、手卫生、个人防护、医疗废物等相关知识的培训。培训方式：参加继续教育项目、新上岗人员岗前培训、兼职监控员、座谈、面对面指导、科内学习等，每年不少于 4 学时。

（4）工勤人员：不断强化多重耐药菌感染患者所处环境的消毒、清洁流程、医疗废物处置、手卫生知识、个人防护相关知识的培训。培训方式：讲课、座谈、现场面对面等，每年不少于 2 次，新上岗人员由保洁公司主管负责培训。

7. 多部门共同参与的多重耐药菌管理

（1）联席会议领导机制：多重耐药菌多部门联席会议设立工作领导小组，由医院感染管理委员会主席任组长，院感科及各部门分管领导为副组长，各职能科室负责人和临床医护技院感质控员为成员。

（2）联席会议办公室：联席会议工作领导小组下设办公室，办公地点设在院感科办公室，负责联席会议日常工作。

（3）联席会议组成部门及人员：根据工作需要，召开跨部门工作会议，如职能科室间、院-科间、临床-护理、临床-医技间等。联席会议成员单位由分管相关工作的领导，各职能科室、临床医技科室的主要负责人、护士长组成。

（4）会议程序：联席会议原则上根据需要召开，一般由工作领导小组组长主持，也可以授权副组长主持。

联席会议的主要议题由各职能部门根据需要解决的问题确定，并经分管领导同意后，由联席会议办公室统一安排召开。

每次联席会议都必须有一个明确的中心议题和牵头部门。负责中心议题的部门对需要研究协商的议题，应事先向分管领导汇报，提出建议和措施。会议召开后由联席会议办公室形成会议纪要。

（5）反馈督办机制：会议纪要印发至各成员单位及有关责任科室贯彻执行。会议纪要的贯彻落实情况，要及时反馈给牵头部门。联席会议办公室负责对会议纪要的落实情况进行督办。

【涉及部门】

院感科、检验科（微生物室）、药剂科、医务处、护理部、临床医技相关科室。

【内审方法】

1. 资料查阅　多重耐药菌医院感染预防控制制度，医院预防多重耐药菌感染培训制度，多重耐药菌医院感染预防控制措施，多部门联席会议记录，管理体现医院院感、检验、临床三方联合的工作机制和分工及工作记录。对多重耐药菌感染风险环节管控的督导落实工作资料，多重耐药菌感染率和发病密度的指标制定，对异常指标有控制措施和改进记录，多重耐药菌细菌耐药情况趋势分析情况的发布。

2. 调查访谈　调查访谈相关人员相关制度的知晓情况，临床科室人员及检验人员对医院检出的前五种多重耐药菌的知晓情况。临床医务人员需掌握多重耐药菌的定义及目标监测多重耐药菌的定义及英文代码，多重耐药菌的发现与识别的方法，处理和隔离的措施，以及接触隔离的标准，细菌耐药性的变化趋势，以及某种常见多重细菌耐药率超过40%停止经验用药的药品名称，访谈保洁人员对多重耐药菌患者病房的保洁要求。现场查看病区是否配有多重耐药菌接触隔离的设施，查看多重耐药菌患者的病房的环境管理及保洁情况，科室多重耐药菌登记本，多重耐药菌标示卡、标示牌、多重耐药菌目标性监测报告。

3. 追踪　查阅检验系统报告，对发现监测的多重耐药菌患者进行系统追踪，查看病区是否及时收到报告，医师是否能够快速识别并在 24 小时内开具"多重耐药菌接触隔离医嘱"（或有相近的医嘱），进行医护交接，查看病房是否采取相应的隔离措施。多重耐药菌患者在院内转诊、检查是否有提前通知及特殊流程安排。追踪要点：①送至检验科的标本质量是否合格，不同标本的送检要求是否达标，例如成人血培养，至少两侧肢体采血和（或）感染部位血液送检；②医生对多重耐药菌的认识，是否有系统提醒或多耐标示；③医生对多重耐药菌的诊断，依据病区正确判断感染、定植与污染，做出正确的医嘱解释；④病区对隔离措施的落实情况和执行速度；⑤多重耐药菌患者的转诊、检查流程安排。

六、抗菌药物合理应用管理

医院类别	评审指标	评审方法	评审细则	责任科室	分值
三级中医医院、三级中西医结合医院	★4.3.1 药事管理组织下设抗菌药物管理小组，人员结构合理、职责明确。对医务人员进行抗菌药物合理应用培训及考核	查阅相关资料	组织不健全，或人员结构不合理，不得分；职责不明确，扣 2 分；未开展培训和考核，扣 1 分，缺少有效证据的原始资料，扣 0.5 分	药学部医务科	3

【指标解析】

2011 年，卫生部、国家中医药管理局、总后勤部卫生部关于印发《医疗机构药事管理规定》的通知（卫医政发〔2011〕11 号），相关内容如下。

第七条　二级以上医院应当设立药事管理与药物治疗学委员会；其他医疗机构应当成立药事管理与药物治疗学组。二级以上医院药事管理与药物治疗学委员会委员由具有高级技术职务任职资格的药学、临床医学、护理和医院感染管理、医疗行政管理等人员组成。成立医疗机构药事管理与药物治疗学组的医疗机构由药学、医务、护理、医院感染、临床科室等部门负责人和具有药师、医师以上专业技术职务任职资格人员组成。医疗机构负责人任药事管理与药物治疗学委员会（组）主任委员，药学和医务部门负责人任药事管理与药物治疗学委员会（组）副主任委员。

第八条　药事管理与药物治疗学委员会（组）应当建立健全相应工作制度，日常工作由药学部门负责。抗菌药物管理工作组一般由医院从事医务、药学、感染性疾病、临床微生物、护理、医院感染管理等部门负责人和具有相关专业高级技术职务任职资格的人员组成，医务、药学等部门共同负责日常管理工作。

第九条　药事管理与药物治疗学委员会（组）的职责

（一）贯彻执行医疗卫生及药事管理等有关法律、法规、规章。审核制定本机构药事管理和药学工作规章制度，并监督实施。

（二）制定本机构药品处方集和基本用药供应目录。

（三）推动药物治疗相关临床诊疗指南和药物临床应用指导原则的制定与实施，监测、评估本机构药物使用情况，提出干预和改进措施，指导临床合理用药。

（四）分析、评估用药风险和药品不良反应、药品损害事件，并提供咨询与指导。

（五）建立药品遴选制度，审核本机构临床科室申请的新购入药品、调整药品品种或者供应企业和申报医院制剂等事宜。

（六）监督、指导麻醉药品、精神药品、医疗用毒性药品及放射性药品的临床使用与规范化管理。

（七）对医务人员进行有关药事管理法律法规、规章制度和合理用药知识教育培训；向公众宣传安全用药知识。

开展抗菌药物合理应用培训。培训对象包括医、药、护、技人员及相关职能部门管理人员，培训内容主要有：相关法律法规、抗菌药物分级管理制度及授权、抗菌药物品种遴选制度、目录外抗菌药物临时采购工作制度、特殊使用级别抗菌药物使用审批流程、抗菌药物临床应用管理、监测与评价制度、抗菌药物临床合理使用考核办法。

【实施要点】

1. 明确抗菌药物临床应用管理责任制。
2. 严格落实抗菌药物分级管理制度。
3. 加强抗菌药物购用管理。
4. 抗菌药物使用率和使用强度控制在合理范围内。
5. 定期开展抗菌药物临床应用监测与评估。
6. 加强临床微生物标本检测和细菌耐药监测。
7. 落实抗菌药物处方点评制度。
8. 参加省级抗菌药物临床应用和细菌耐药监测网。

【涉及部门】

医务处、药学部、感染性疾病科、检验部、护理部、医院感染管理部门、临床各科室。

【内审方法】

1. 资料查阅　医院药事管理组织及抗菌药物管理小组文件，包括人员结构是否合理（医务、药学、感染性疾病、临床微生物、护理、医院感染管理等部门负责人和具有相关专业高级技术职务任职资格的人员组成）、职责是否明确，工作计划、工作总结、会议纪要等记录，相关制度、文件。有关抗菌药物合理应用开展的培训及考核资料，包括试卷及统分表，抗菌药物分级管理及授权的文件，临床抗菌药物使用的定期监测数据资料，开展的细菌耐药趋势监测和发布临床的资料，药学部对临床不合理使用抗菌药物的干预记录等相关资料。医院将临床科室抗菌药物合理用药情况纳入院、科两级综合目录考核指标情况和实际定期考核记录。

2．调查访谈　主管部门人员，对抗菌药物临床应用管理、监测与评价制度的知晓及落实情况；临床医师对下达给本部门的抗菌药物合理用药指标的知晓情况及实际执行情况，经验用药如何取得细菌耐药趋势监测信息的技术支持。

七、优质护理服务

医院类别	评审指标	评审方法	评审细则	责任科室	分值
三级中医医院、三级中西医结合医院	★5.4.1 医院有优质护理服务实施方案，有保障制度和措施及考评激励机制，并落实到位	查阅相关资料，并抽查 2 项措施的落实情况	无规划目标及实施方案，或无保障制度和措施及考评激励机制，不得分；措施未落实，每项扣 1 分	护理部、人力资源部、后勤部、财务部、临床各科室	2

【指标解析】

"优质护理服务"是指以患者为中心，强化基础护理，全面落实护理责任制，深化护理专业内涵，整体提升护理服务水平。"以患者为中心"是指在思想观念和医疗行为上，处处为患者着想，一切活动都要把患者放在首位，紧紧围绕患者的需求，提高服务质量，控制服务成本，制定方便措施，简化工作流程，为患者提供"优质、高效、低耗、满意、放心"的医疗服务。通过优质护理服务实现四个模式转变，即人力资源管理模式的转变，护理管理模式的转变，临床护理模式的转变，护理质控模式的转变。建立全程优质护理服务体系，使护理工作贴近患者、贴近临床、贴近社会。优质护理服务的内涵主要包括：要满足患者基本生活的需要，要保证患者的安全，要保持患者躯体的舒适，协助平衡患者的心理，取得患者家庭和社会的协调和支持，用优质护理的质量来提升患者与社会的满意度。

【实施要点】

1．完善医院优质护理服务实施方案及相关保障制度。进一步规范医院临床护理工作，强化基础护理，切实提高护理服务质量，为人民群众提供优质的护理服务，提升患者和社会的满意度。

2．实施整体护理模式。为患者提供包括生理、心理、社会、文化及精神等多方面需求的人性化护理服务，减少并逐步取消患者家属陪护。医院临床一线护士占护士总数的比例不低于 95%，根据临床护理工作量合理调配护士人力，鼓励采用表格化护理文书，医院要加大经费投入，提高护士待遇，向临床一线倾斜，建立激励机制，营造良好执业氛围。

3．细化分级护理的服务内涵、服务项目，并纳入院务公开，向患者和社会公布。

4. 建立护士岗位责任制，明确各级各类护士的岗位职责、工作标准和护理质量考核标准，探索实施护士的岗位管理。

5. 对患者开展健康教育，康复指导，提供心理护理。

6. 积极推广实施中医护理方案。积极探索针对疾病的不同症状和证候实施有针对性的中医护理措施，丰富"辨证施护"的内涵。梳理、总结、提炼常见病和优势病种中医护理经验，制定中医护理方案，并推广实施。适时开展中医护理方案分析评价工作，及时优化。

7. 强化中医护理队伍建设，加大中医护理人才培养力度。加强对全体护理人员的中医药知识与技能培训，建立健全护理人员中医药规范化培训制度，确保各项培训制度及计划落实到位。

【涉及部门】

护理部、人力资源部、后勤部、财务部、临床各科室。

【内审方法】

1. 资料查阅　医院是否成立优质护理服务领导小组文件（院长任组长），各部门分工、具体的可操作性的工作方案，工作目标、进度安排、措施、相关政策、保障措施。护理管理人员和护理骨干（重点是新护士和专科岗位护士）培训的工作方案或计划、考评激励机制。

2. 现场查看　实行责任制整体护理模式、开展优质护理服务病房覆盖率（≥50%）、每名责任护士平均负责患者数量（不超过8个）。

3. 访谈　责任护士工作职责、优质护理服务的目标和内涵知晓情况、开展患者评估，健康教育、康复指导和心理护理情况。访谈分管院长、护理部主任、后勤保障部门负责人、人力资源处主任有关考评激励机制、优劳优酬，与薪酬分配、晋升、评优、保障机制等相结合情况。

八、在国家医疗卫生法律、法规、规章、诊疗护理规范的框架内开展诊疗活动

医院类别	评审指标	评审方法	评审细则	责任科室	分值
三级中医医院、三级中西医结合医院	★6.1.2 在国家医疗卫生法律、法规、规章、诊疗护理规范的框架内开展诊疗活动	查阅相关资料	未根据《医疗机构执业许可证》登记范围开展诊疗活动，或开展的诊疗活动不符合国家相关法律法规及规范要求，或开展的医疗技术（限制临床应用、重点医疗技术）未备案及监督管理的相关制度，或评审周期发生群体性、组织性违规违纪事件或一级主责以上医疗事故，不得分	医务科、护理部、人事科、科教处、临床各科室	中医医院3分；中西医结合医院2分

【指标解析】

医疗机构执业以《医疗机构执业许可证》为限，不得开展超出许可范围的诊疗科目，更不能以申请执业登记的《设置申请书》中申请的执业科目为准。

《医疗机构管理条例实施细则》（卫生部令第35号）（引用）

第八十条　除急诊和急救外，医疗机构诊疗活动超出登记的诊疗科目范围，情节轻微的，处以警告；有下列情形之一的，责令其限期改正，并可处以三千元以下罚款；

（一）超出登记的诊疗科目范围的诊疗活动累计收入在三千元以下；

（二）给患者造成伤害。

有下列情形之一的，处以三千元罚款，并吊销《医疗机构执业许可证》：

（一）超出登记的诊疗科目范围的诊疗活动累计收入在三千元以上；

（二）给患者造成伤害；

（三）省、自治区、直辖市卫生行政部门规定的其他情形。

2018年，中华人民共和国国家卫生健康委员会发布《医疗技术临床应用管理办法》（中华人民共和国国家卫生健康委员会令第1号）（以下简称《办法》），旨在通过加强医疗技术临床应用管理顶层设计，建立医疗技术临床应用的相关管理制度和工作机制，强化医疗机构在医疗技术临床应用管理中的主体责任以及卫生行政部门的监管责任，一方面有利于规范医疗技术临床应用管理，保障医疗技术的科学、规范、有序和安全的发展；另一方面，为保障医疗质量和医疗安全提供法治保障，维护人民群众健康权益。

第六条　医疗机构对本机构医疗技术临床应用和管理承担主体责任。医疗机构开展医疗技术服务应当与其技术能力相适应。医疗机构主要负责人是本机构医疗技术临床应用管理的第一责任人。

《办法》的发布，具有以下几个显著特点。

1. 建立医疗技术临床应用"负面清单管理"制度。将安全性、有效性不确切的医疗技术，或存在重大伦理问题的医疗技术，或已经被临床淘汰的医疗技术以及未经临床研究论证的医疗新技术列入"禁止类技术"清单，禁止应用于临床。将技术难度大、风险高，对医疗机构的服务能力、人员水平有较高专业要求而需要设置限定条件的医疗技术，或需要消耗稀缺资源的、涉及重大伦理风险的，或存在不合理临床应用需要重点管理的医疗技术纳入"限制类技术"清单，实施备案管理。国家卫生健康委员会制定发布国家限制类技术目录，省级卫生行政部门可以结合本地区实际，在国家限制类技术目录的基础上增补省级限制类技术。

2. 建立限制类医疗技术临床应用备案制度。医疗机构拟开展限制类技术临床应用的，应当按照相关医疗技术临床应用管理规范进行自我评估，符合条件的可以开展临床应用，并向核发其《医疗机构执业许可证》的卫生行政部门备案，以便于行政部门加强事中事后监管。

3. 建立医疗技术临床应用质量管理与控制制度。充分发挥各级、各专业医疗质量控制组织的作用，加强医疗技术临床应用质量控制，对医疗技术临床应用情况进行日常监测与定期评估，及时向医疗机构反馈质控和评估结果，持续改进医疗技术临床应用质量。

4. 建立医疗技术临床应用规范化培训制度。《办法》规定，拟开展限制类技术的医师应当按照相关技术临床应用管理规范要求接受规范化培训并考核合格,同时,对"限制类技术"临床应用规范化培训基地实施省级备案管理。

5. 建立信息公开制度。县级以上地方卫生行政部门应当及时向社会公开行政区域内经备案开展限制类技术临床应用的医疗机构名单及相关信息，便于查询和社会监督。

【实施要点】

1. 在不超出登记的诊疗科目范围内开展诊疗活动。

2. 认真学习并依照《医疗技术临床应用管理办法》（中华人民共和国国家卫生健康委员会令第 1 号），根据其自身条件和技术能力开展相应的医疗技术临床应用。

3. 建立本医院的医疗技术临床应用管理制度。包括但不限于医疗技术目录管理制度、手术分级管理制度、医师授权制度、质量控制制度、动态评估制度、档案管理制度等。

医院在医疗技术临床应用过程中，应当及时、准确、完整的报送相关技术开展情况数据信息，开展相关技术临床应用的条件发生变化，不能满足临床应用管理规范要求或影响临床应用效果，或者出现重大医疗质量、医疗安全或伦理问题，或者发生与技术相关的严重不良后果等情形时，应当按规定向有关部门报告。

【涉及部门】

医务科、护理部、人事科、科教处、临床各科室。

【内审方法】

1. 资料查阅　查看医院《医疗机构执业许可证》正、副本，以及正在申请变更登记事项的相关文件，临床科室及医技科室诊疗科目设置目录，以"中心"或"研究所"命名的机构获准设置的卫生行政部门审批文件；医院工作制度（规范）中有关实施依法规范执业、技术准入与诊疗权限授权的相关规定，授权的相关文件（包括医院现开展的限制临床应用、重点医疗技术备案资料）。评审周期内接受卫生行政部门监督检查记录、接受卫生行政部门及其他执法执纪部门查处案件记录（资料）、对发现的未达到依法处罚程度的违规行为予以整改的资料。

2. 调查访谈　相关职能部门如医务科、护理部、人事科负责人，评审同期内医院发生的最重大不良事件是什么，有无发生群体性、组织性违规违纪事件或认定为一级主责以上医疗事故。

九、卫生专业技术人员的资质

医院类别	评审指标	评审方法	评审细则	责任科室	分值
三级中医医院、三级中西医结合医院	★6.1.3 由具备资质的卫生专业技术人员为患者提供诊疗服务，不超范围执业	查阅评审周期人事档案及相关证明材料，抽查5名专业技术人员资料进行现场核准	未制定卫生技术人员执业资格审核与执业准入相关规定，或发现违规执业、超范围执业及非卫生技术人员从事诊疗活动，不得分；卫生技术人员执业资格管理资料不完整，扣1分；实习生、研究生、进修生执业管理资料不完整，扣0.5分	医务处、护理部、人事科、科教处	中医医院3分；中西医结合医院2分

【指标解析】

医师以《医师执业证书》中注册的执业地点、执业类别作为自己的执业范围，不能以自己的《医师资格证书》中的类别为依据，因为获得《医师资格证书》只表明具备了从事这个类别工作的专业资格，而并不代表已得到卫生行政部门的许可。

《中华人民共和国执业医师法》（引用）

第十三条　国家实行医师执业注册制度。

取得医师资格的，可以向所在地县级以上人民政府卫生行政部门申请注册。

除有本法第十五条规定的情形外，受理申请的卫生行政部门应当自收到申请之日起三十日内准予注册，并发给由国务院卫生行政部门统一印制的医师执业证书。

医疗、预防、保健机构可以为本机构中的医师集体办理注册手续。

第十四条　医师经注册后，可以在医疗、预防、保健机构中按照注册的执业地点、执业类别、执业范围执业，从事相应的医疗、预防、保健业务。

未经医师注册取得执业证书，不得从事医师执业活动。

2017年，国家卫生和计划生育委员会发布了《医师执业注册管理办法》（国家卫生计生委令第13号），以下简称《办法》，《办法》将医师执业地点由过去的"医疗、预防、保健机构"修改为"医疗、预防、保健机构所在地的省级或者县级行政区划"，执业医师的注册地点为省级行政区划，执业助理医师的注册地点为县级行政区划，实现"一次注册、区域有效"。医师在医疗、预防、保健机构执业以合同（协议）为依据，确定一家主要执业机构进行注册，其他执业机构进行备案，执业机构数量不受限制。

第四条　国家建立医师管理信息系统，实行医师电子注册管理。通过网上"一站式"注册服务，改进原有注册模式，方便医师办理注册、变更、注销等事项，有效提升政务服务水平。

第二十条　医师变更执业地点、执业类别、执业范围等注册事项的，应当通过国家医师管理信息系统提交医师变更执业注册申请及省级以上卫生计生行政部门规定的其他材料。

医师因参加培训需要注册或者变更注册的，应当按照本办法规定办理相关手续。

医师变更主要执业机构的，应当按本办法第十二条的规定重新办理注册。

医师承担经主要执业机构批准的卫生支援、会诊、进修、学术交流、政府交办事项等任务和参加卫生计生行政部门批准的义诊，以及在签订帮扶或者托管协议医疗机构内执业等，不需办理执业地点变更和执业机构备案手续。

第二十二条 国家实行医师注册内容公开制度和查询制度。地方各级卫生计生行政部门应当按照规定提供医师注册信息查询服务，并对注销注册的人员名单予以公告。

2008年，国务院颁布《护士条例》（中华人民共和国国务院令第517号），部分引用如下。

第七条 护士执业，应当经执业注册取得护士执业证书。

第八条 申请护士执业注册的，应当向拟执业地省、自治区、直辖市人民政府卫生主管部门提出申请。收到申请的卫生主管部门应当自收到申请之日起20个工作日内做出决定，对具备本条例规定条件的，准予注册，并发给护士执业证书；对不具备本条例规定条件的，不予注册，并书面说明理由；护士执业注册有效期为5年。

第九条 护士在其执业注册有效期内变更执业地点的，应当向拟执业地省、自治区、直辖市人民政府卫生主管部门报告，收到报告的卫生主管部门应当自收到报告之日起7个工作日内为其办理变更手续。护士跨省、自治区、直辖市变更执业地点的，收到报告的卫生主管部门还应当向其原执业地省、自治区、直辖市人民政府卫生主管部门通报。

第十条 护士执业注册有效期届满需要继续执业的，应当在护士执业注册有效期届满前30日向执业地省、自治区、直辖市人民政府卫生主管部门申请延续注册。收到申请的卫生主管部门对具备本条例规定条件的，准予延续，延续执业注册有效期为5年；对不具备本条例规定条件的，不予延续，并书面说明理由。

【实施要点】

1．医护人员依法取得《医师执业证书》或《护士执业证书》并在执业注册范围内执业。

2．依法办理执业变更相关内容，确保依法行医。

3．建立卫生技术人员执业监管制度及执业资格档案，实施监管。

4．合理安排实习、进修人员的带教，确保医疗安全和行为合法。

【涉及部门】

医务科、护理部、人事科、科教科。

【内审方法】

1．资料查阅 医院工作制度（规范）中有关卫生技术人员依法开展执业活动的规定，以及医院卫生技术人员执业分布表，内容包括但不限于卫生技术人员执业资格审核与准入；准入后执业范围、地点、时间等注册事项与执业行为考核与鉴定；研究生、实习生、进修生执业管理办法；主管职能部门对卫生技术人员依法执业情况实施有效监管的工作记录与凭证等，医院卫生技术人员、实习生、研究生、进修生执业管理档案资料。

2. 现场调查　结合近 3 年上级卫生主管部门对医院依法执业情况检查评价记录，实地查看门（急）诊、住院病区有研究生、进修人员、实习生，以及外聘卫生技术人员工作的单元各 5 个，有无独立值班及违法执业；医院信息平台或数据库对有关人员执业资料实行动态管理的信息。

十、急救、生命支持类仪器设备管理

医院类别	评审指标	评审方法	评审细则	责任科室	分值
三级中医医院、三级中西医结合医院	★6.5.4 急救、生命支持系统仪器设备始终保持在待用状态	实地考查，随机抽查内科系统、外科系统各 1 个病区	急救、生命支持系统仪器设备未保持在待用状态，或无急救、生命支持类装备监管记录，每科扣 1 分	设备科、急诊科、临床科室	中医医院 2 分；中西医结合医院 3 分

【指标解析】

用于急救、生命支持系统仪器装备，包括呼吸机、除颤仪、心电图机、心电监护仪、麻醉机、电动吸引器、电动洗胃机、微量注射泵、输液泵、新生儿暖箱、供氧及负压装置、气管插管、简易呼吸器等。医院医学装备管理部门应建立三级维护保养制度，提供操作技术支持，并按照正确的操作规程指导，指导临床、医技科室正确操作及使用。医学装备管理部门应针对急救类、生命支持类医学装备，建立全院紧急调配分布图和应急调配机制，有相应的应急调配预案以确保临床急救所需，及时有效地保障患者生命安全。设备调配使用完毕后，调用科室应做好装备的清洁消毒工作，并及时送还借出科室。医学装备管理部门对生命支持类、急救类医用装备还应建立日巡检制度和巡检记录（体现监管），确保急救、生命支持系统仪器设备始终保持在待用状态。制订应急预案的重点，就是确保一旦急救类、生命支持类装备发生故障时，有可紧急替代的装备和紧急替代流程，始终保障临床急救工作的开展。

【实施要点】

1. 有医疗仪器设备管理保障组织、规章制度与人员岗位职责。

2. 建立健全设备、设施论证、招标、采购、保养、维修、更新和应用分析制度。

3. 按照《大型医用设备配置与使用管理办法》的规定，合理配置使用甲、乙类大型医疗设备。

4. 有医疗仪器设备使用人员的操作培训，为医疗器械临床合理使用提供技术支持与咨询服务。

5. 有保障设备处于完好状态的制度与规范，对用于急救、生命支持系统仪器设备要始终保持在待用状态，建立全院应急调配机制。

6. 开展医疗器械临床使用安全控制与风险管理工作，建立医疗器械临床使用安全事件监测与报告制度，定期对医疗器械使用安全情况进行考核和评估。

【涉及部门】

设备科、急诊科、临床科室。

【内审方法】

1. 资料查阅 设备科有关医院急救类、生命支持类医学装备应急预案，针对紧急调配应急预案所开展的培训和演练记录；日常开展急救类、生命支持类设备完好情况的巡检记录，以及所负责的维护保养记录。

2. 现场查看 使用急救类、生命支持类装备科室2～3个，现场查看急救类、生命支持类装备是否处于待用状态，日常一级维护保养记录，除颤仪开机检测记录，医院急救类、生命支持类装备的分布图及紧急调用联系方式。

3. 访谈 使用急救类、生命支持类装备的科室的医护人员，是否知晓装备发生故障时的紧急替代流程及医院应急调配预案。

十一、"危急值"管理（中西医结合医院）

医院类别	评审指标	评审方法	评审细则	责任科室	分值
三级中西医结合医院	★2.4.1 根据医院实际情况确定"危急值"项目，建立"危急值"管理制度与工作流程，相关人员熟悉并遵循上述制度和工作流程，医技部门相关人员知晓本部门"危急值"项目及内容，能够有效识别和确认"危急值"	查阅相关资料，实地考查，并访谈医师、护士、医技人员、主管部门人员各1人	无制度与工作流程，或无医院"危急值"项目表，不得分；职能部门未定期（每年至少一次）对"危急值"报告制度的有效性进行评估，扣1分；有效证据的原始资料不完整，扣0.5分；人员不熟悉相关制度和工作流程，或不知晓项目及内容，每人扣1分；掌握不全面，每人扣0.5分；医技部门（含电生理检查与内镜、血药浓度监测等）无"危急值"项目表，每发现一处扣0.3分；未及时更新和完善危急值管理制度、工作流程及项目表，扣0.3分	医务科、医技科室、临床科室	2
三级中医医院	同上（但未纳入核心指标）	同上	无制度与工作流程，或无医院"危急值"项目表，不得分；未定期（每年至少一次）对"危急值"报告制度的有效性进行评估，扣1分；有效证据的原始资料不完整，扣0.5分；人员不熟悉相关制度和工作流程，或不知晓项目及内容，每人扣1分；掌握不全面，每人扣0.5分	医务科、医技科室、临床科室	2

【指标解析】

"危急值"（critical values）是指某种检验、检查结果出现时，表明患者可能正处于有生命危险的边缘状态，临床医师需要及时得到检验、检查信息，迅速给予患者有效的干预措施或治疗，避免患者发生意外，失去最佳抢救时机。

凡检验科、放射科、超声科、心功能科等科室检查出的结果为"危急值"时，应及时复核一次，同时电话报告临床科室，如两次复查结果相同，且确认仪器设备正常，标本采集、运送无误，方可将报告送到临床科室。临床科室仅医务人员能接有关"危急值"报告的电话，并按要求复述一遍结果后，认真记录报告时间、检查结果、报告者。护士在接获"危急值"电话时，除按要求记录外，还应立即将检查结果报告主管医师（或当班医师）或通知医师通过网络查看检查结果，同时记录汇报时间、汇报医师姓名。医师接获"危急值"报告后，应根据该患者的病情，结合"危急值"的报告结果，对该患者的病情做进一步了解，对"危急值"报告进行分析和评估，对进一步的抢救的治疗措施（如用药、手术、会诊、转诊或转院等）做出决定，并在病程记录中详细记录报告结果、分析、处理情况，处理时间（记录到时与分）。若为住院医师要有向上级医师报告的内容、上级医师查房情况。医技科室及时准确的"危急值"信息，可为临床医师的诊断和治疗提供可靠依据，能更好地为患者提供安全、及时、有效的诊疗服务。"危急值"的报告和处置，是一个连续性的医疗行为，从医院管理层"危急值"报告制度的建立，"危急值"项目、危急界值的设定，发现"危急值"的报告、报告流程，"危急值"处理，环环相连，为抢救赢得时间。尽心、尽力、尽责执行这一项制度，体现的是作为医务人员"以患者为中心，全心全意为患者着想"的服务理念，赢得时间就是赢得生命。

【实施要点】

1．结合临床实际及患者安全，因地制宜地建立医院"危急值"报告制度，并完善"危急值"报告流程。

2．职能部门定期督导检查"危急值"报告制度、流程执行的有效性，并进行评价和反馈。

3．不断修订和改进制度与流程，最大限度地确保患者安全。

4．严把"报告"与"处置"的及时性并作为督导检查的重点。

5．完善医院信息化，为临床、医技科室处置与报告"危急值"提供便利。

【涉及部门】

检验部、病理科、放射科、超声科、磁共振室、心电图室、内镜室、药学部、临床各科室、医务处。

【内审方法】

1．资料查阅　工作制度中关于临床"危急值"项目识别与确认、报告及处置相关管理规定与流程、医技科室"危急值"的登记及发出报告记录，临床科室接到报告后的接获登记及处置记录，包括追踪医师在病历中的相应处理记录。

2．调查访谈　访谈医务科主管人员，医院是否建立"危急值"相关制度与工作流程，访谈医技等相关部门人员，是否熟悉本专业"危急值"的报告项目及报告程序，访谈临床护士接获"危急值"后应当执行流程（附件7），访谈管床医师接到"危急值"报告后应在多长时间内处理。

3. 追踪　查医技科室"危急值"的报告项目及其发出报告的登记，追踪临床科室接获"危急值"登记本，包括接获时间的原始记录及处置时间，追踪该患者病历中有关医师的处理记录。

附件7　临床"危急值"处理流程（供参考）

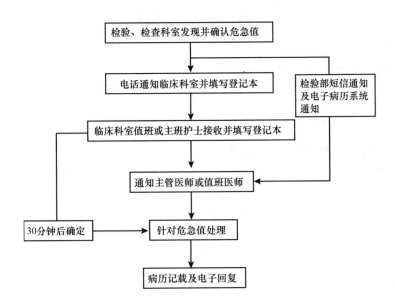

第三章 评审工作程序及行为规范

第1节 评审工作程序

一、评审专家组工作职责和要求

（一）评审专家组组长职责

1．负责培训本评审组的成员并答疑。

2．负责撰写评审报告或指定专家组成员撰写，并按时提交省级中医药管理部门组建或指定的评审组织。

3．向评审组织反馈评审工作中存在的问题。

（二）评审专家组成员职责

1．服从组长的分工和工作安排，完成组长分配的任务。

2．按照国家相关评审标准与实施细则及上级中医药管理部门的要求，认真开展评审。

3．按照评审日程，按时报到和撤离，中途不得离开评审现场。

（三）评审专家组要求

1．熟悉相关评审标准与实施细则，了解评审工作内容和意义，掌握基本方法和工作流程。

2．应在评审工作开始前1天到达被评审医院所在地。

3．召开预备会议，落实评审各项工作和材料准备。

4．遵守评审纪律，做到实事求是，不走过场，不乱表态。

5．着正装，佩带相应证件。准备笔记本计算机。

6．不接受超标准食宿安排，工作期间不饮酒，不得接受礼金、礼品，不得参与公款支付的游览、娱乐活动。

7．未经允许，不得向外界泄露评审情况。

二、评审专家组组成及任务分工

专业组		人数	任务分工
综合管理		3～4	中医药服务功能：发挥中医药优势的措施、队伍建设、文化建设、"治未病"服务 综合服务功能：基本要求和医院服务、患者安全、医院管理 党的建设：加强党的领导、加强基层党的建设、党风廉政建设
临床、重点专科		3～4	中医药服务功能：临床科室建设、重点专科建设 综合服务功能：医疗质量管理组织与制度、医疗技术管理、手术治疗管理、麻醉治疗管理、住院诊疗管理、病历（案）质量管理
药事		2	中医药服务功能：中药药事管理 综合服务功能：药事管理
护理		2	中医药服务功能：中医护理 综合服务功能：护理质量管理
其他专业	检验、输血	1	综合服务功能：临床检验质量管理和输血管理
	影像、病理	1	综合服务功能：病理质量管理、医学影像质量管理
	医院感染	1	综合服务功能：重症医学科管理、感染性疾病管理、医院感染管理
合计			13～15人

三、评审专家组预备会

（一）目的

评审专家组分组、分工，相互熟悉，学习评审标准。

（二）场所

医院协助安排合适的地方。

（三）医院代表

医院代表介绍医院平面图及楼层结构图。

（四）评审组参加人员

评审组全体成员。

（五）时间

各评审专家组成员报到后。

（六）内容

1. 由评审专家组组长对评审专家组成员进行培训，明确评审专家组工作职责和要求，学习评审标准，熟悉评审方法。
2. 进行评审工作的任务分解，根据承担的任务分发评审的相关记录表。
3. 评审专家组成员明确各自的任务，熟悉承担任务的指标和检查方法，了解相关记录表填写的要求。

四、评审工作预备会

（一）目的

介绍评审组成员和医院领导人，并对评审方式、方法和主要内容进行阐述。

（二）场所

医院自行安排院内合适的地方。

（三）医院参加人员

1. 医院领导。
2. 负责协调检查日程的医院工作人员。
3. 医院指派的其他人员。

（四）评审组参加人员

评审组全体成员。

（五）内容

1. 介绍评审组全体成员。
2. 介绍医院领导组成员。
3. 评审人员介绍评审相关情况。
（1）说明评审的标准及相关问题，介绍评审方式、方法，需要院方提供的文件、资料。
（2）确定评审日程。了解被评审医院的准备情况，评审需要查阅的文件、资料是否准备好。
（3）确定食宿、乘车等有关安排，在保证评审工作正常进行的基础上，尽量节省时间、节省开支。

（4）确定离开当地的时间。

（六）相关的准备

1. 准备会议室。
2. 通知医院接待人员，使评审组成员直达会议室。
3. 与会人员人手一份评审日程安排。
4. 确定陪同的领导和相关人员。
5. 安排用餐。
6. 将评审日程安排通知相关人员。
7. 评审组成员佩戴工作牌。

五、评审专家组工作会

（一）目的

评审专家沟通、汇总评审工作情况。

（二）场所

医院协助安排合适的会场。

（三）参加人员

评审组全体成员。

（四）时间

通常安排在检查结束后。

（五）内容

1. 各小组根据评审标准及细则，填写完善检查记录表及打分汇总表等。
2. 汇总评审情况，归纳发现的亮点与问题。
3. 讨论评审报告框架和主要内容。

六、评审工作反馈会

（一）目的

由评审专家组向医院反馈评审工作总体情况，提出持续改进的意见和建议。

（二）场所

医院自行安排院内合适的地方。

（三）医院方面

医院院领导及相关职能部门负责人、医院指派的其他人员。

（四）评审组

评审组全体成员。

（五）会议内容

1. 专家组反馈医院评审的总体情况，包括亮点与存在的问题、改进意见及建议。不反馈评审建议结论、评审分数及核心指标检查结果。

2. 医院院长发表意见。

七、评审工作日程安排

以某次评审工作为例，日程安排如下。

第一天

（一）上午（在会议室召开汇报会）

（准备好记录本，由组长指定一名评审专家组成员负责记录）

1. 8：00评审汇报会准时开始。

2. 由评审专家组组长宣布：××医院评审工作开始，介绍参加这次评审专家组成员。

3. 由评审组专家组组长介绍此次评审专家组工作基本要求。宣布评审工作纪律。

（1）基本要求：为了保证评审工作的客观性、科学性、公平性、公正性和有效性，医院要实事求是，不得弄虚作假。一经发现，将通报批评。

（2）工作纪律：由于时间短，人员少，工作量大，因此不安排与检查评估无关的活动，以保证有足够的评审时间。

4. 被评审医院领导介绍评审情况报告（45分钟）。

5. 9：00～12：00实地评审开始，评审专家组分组进行实地评审。

（二）下午

14：00～18：00评审专家组分组继续进行实地评审。

第二天

（一）上午

8：00～12：00 评审专家组分组继续实地评审。

（二）下午

1. 14：00～16：00 评审专家组分组继续实地评审。
2. 16：00～17：30 召开评审专家组会议，汇总分析实地评审情况。
3. 17：30～18：30 召开评审工作反馈会议。

八、评审工作报告提纲

（一）评审工作基本情况

包括评审时间、被评审医院名称、评审专家组组成等。

（二）工作成效

主要是在评审中发现的典型和亮点。

（三）存在的主要问题

主要是针对评审标准在评审中发现的主要问题。

（四）意见和建议

（略）

（五）其他

核心指标达标情况、评审分数、评审建议结论（包括三级甲等、三级乙等、不合格）、报告撰写时间、评审专家组组长和成员签字。

第2节　评审工作行为规范

一、受评医院"十不准"

（一）严格遵守中央"八项规定""六项禁令"要求，医院领导不到机场、车站迎送专家。

（二）不召开汇报大会（包括开幕式和闭幕式）。

（三）不造声势（包括院内张贴欢迎标语、悬挂彩旗、搭建气球拱门等）。

（四）不安排各种形式的宴请。

（五）检查期间不在网络和媒体上做宣传报道。

（六）不干扰评审员正常评审工作（包括拍照、录像、录音等）。

（七）不送礼物、礼品及礼金等。

（八）不准超标超规格安排食宿。

（九）不组织评审员旅游或到营业性休闲、娱乐场所活动（包括与评审无关的考察或联谊活动等）。

（十）不针对评审员安排一对一的接待员。

医院在评审过程中有上述情形之一的，联络员在请示评审组领队和组长后，及时与受评医院进行沟通并进行劝阻。

二、评审员"十不准"

（一）不准收受评医院赠送的现金、有价证券（卡）、纪念品或礼物，或出现酗酒等影响评审员形象的行为。

（二）不准对受评医院提出检查项目之外的额外要求，或向医院打听与评审工作无关的商业秘密。

（三）不准降低医院评审检查标准和简化检查评定程序，或以个人的好恶来随意解释和评判评审标准。

（四）不准向受评医院就医院是否通过评审发表意见。

（五）不准带随从、助手等其他人员一同参与评审工作或代替评审工作。

（六）不准利用评审员的特殊身份和影响力，为有利益关系的医院通过评审提供便利。

（七）不准在暗访检查中以任何方式向受评医院及其他相关人员泄露自己的真实身份、行程安排和检查情况。

（八）不准随意留取或泄露受评医院的有关资料。

（九）不准以辅导、咨询、培训、管理等名义向医院推荐或洽谈与医院评审工作无关的业务事宜。

（十）不准要求、暗示和接受受评医院安排的旅游及其他休闲娱乐活动。

医院评审员在评审过程中有上述情形之一的，卫生行政部门、医院评审组织应当及时纠正；后果严重的，应当取消其参与评审工作资格；涉嫌违法犯罪的，移交司法机关依法处理。

三、评审员礼仪及注意事项

（一）为体现评审工作的严肃性和对医院的尊重，在评审过程中，评审员应注意仪表和礼仪

1．评审员应着正装，佩戴评审员胸牌。

2．评审员在与医院员工交流时，首先应观察或询问是否有影响到患者的诊疗及隐私。在得到许可后，言语谦和有礼，举止端庄大方，每结束一次访谈或得到员工每一次工作配合后，均应说"谢谢"。

3．在检查或访谈过程中，应将手机调为静音状态，除紧急事务外，一般不接手机。

4．评审员不在工作场合吸烟、咀嚼口香糖等。

（二）注意事项

1．评审员不得私下收取院方馈赠礼品，若医院有准备礼品放置住地，统一交于联络员存放，于评审结束时交还医院。

2．评审组应提前确定好检查路径和检查内容，并达成共识，避免在同一天分批次检查同一科室。

3．评审员"五忌"

（1）忌以自己意愿的做法当"标准"。

（2）忌以居高临下的姿态出现。

（3）忌不符合标准的随意回答。

（4）忌指责性讲话。

（5）忌轻易说"评审结论"。

（三）评审员沟通注意事项

1．不讲指责的话。

2．不讲埋怨的话。

3．不讲责怪的话。

4．不讲使人难堪的话。

5．不讲给人压力的话。

6．不讲别人难以接受的话。

7．不讲"作假"这两个字。

8．不讲人、财、物硬性问题。

9．不讲结论性的话。

10．不讲"我们医院"的话。

第四章　评审分数汇总表及合计表

第1节　三级中医医院中医药服务功能评审分数汇总表及合计表

一、三级中医医院中医药服务功能评审分数汇总表

_____省（自治区、直辖市）_____中医医院

指标名称	指标编号	分值	实际得分	指标编号	分值	实际得分
一、发挥中医药特色优势的措施（30分）	1.1.1	2		1.3.1	2	
	1.1.2	3		★1.3.2	4	
	1.2.1	1		1.3.3	2	
	1.2.2	1		1.4.1	2	
	1.2.3	2		1.4.2	2	
	1.2.4	2		1.4.3	1	
	1.2.5	2		1.4.4	2	
	1.2.6	2				
	小计					
二、队伍建设（85分）	★2.1.1	7		2.2.1	3	
	2.1.2	3		2.2.2	5	
	2.1.3	5		2.2.3	3	
	2.1.4	5		2.2.4	4	
	2.1.5	7		2.3.1	3	
	2.1.6	2		2.3.2	4	
	2.1.7	4		2.3.3	4	
	2.1.8	4		2.3.4	4	
	2.1.9	4		2.3.5	5	
	2.1.10	4		2.3.6	5	
	小计					

续表

指标名称	指标编号	分值	实际得分	指标编号	分值	实际得分
	3.1.1	5		3.4.10	5	
	★3.1.2	5		3.4.11	5	
	3.2.1	2		3.4.12	3	
	3.2.2	4		3.5.1	5	
	3.2.3	2		3.5.2	5	
	3.2.4	2		3.6.1	4	
	3.3.1	8		3.6.2	3	
	3.3.2	2		3.6.3	3	
	3.3.3	2		3.7.1	5	
	3.3.4	3		3.7.2	3	
三、临床科室建设	3.3.5	5		3.7.3	3	
（165分）	★3.4.1	5		3.7.4	4	
	3.4.2	2		3.8	5	
	3.4.3	5		3.9.1	5	
	★3.4.4	3		★3.9.2	5	
	3.4.5	5		3.9.3	5	
	3.4.6	5		3.10.1	4	
	3.4.7	5		★3.10.2	4	
	3.4.8	5		3.10.3	4	
	3.4.9	7		3.10.4	3	
	小计					

续表

指标名称	指标编号	分值	实际得分	指标编号	分值	实际得分
四、重点专科建设（110分）	4.1.1	3		4.4.9	2	
	4.1.2	3		4.4.10	2	
	4.1.3	3		4.5.1	2	
	4.1.4	3		4.5.2	2	
	4.1.5	3		4.5.3	2	
	4.2.1	2		4.5.4	2	
	4.2.2	2		4.6.1	2	
	4.2.3	2		4.6.2	2	
	4.2.4	2		4.6.3	3	
	4.3.1	5		4.6.4	2	
	4.3.2	2		4.6.5	1	
	4.3.3	3		4.7.1	3	
	★4.4.1	5		4.7.2	2	
	4.4.2	2		4.7.3	2	
	★4.4.3	5		4.7.4	1	
	4.4.4	4		4.7.5	2	
	4.4.5	10		4.8.1	1	
	4.4.6	5		4.8.2	2	
	4.4.7	5		4.8.3	2	
	4.4.8	4				
	小计					

续表

指标名称	指标编号	分值	实际得分	指标编号	分值	实际得分
五、中药药事管理（80分）	5.1	2		5.3.9	3	
	5.2.1	3		5.3.10	1	
	5.2.2	2		5.3.11	3	
	5.2.3	3		5.3.12	1	
	5.2.4	2		5.4.1	2	
	5.2.5	1		★5.4.2	2	
	5.2.6	2		5.4.3	2	
	5.2.7	3		5.4.4	4	
	5.2.8	2		5.4.5	2	
	★5.3.1	3		5.5.1	2	
	5.3.2	3		5.5.2	1	
	5.3.3	3		5.6.1	2	
	5.3.4	2		5.6.2	1	
	5.3.5	5		5.7.1	3	
	5.3.6	2		5.7.2	3	
	5.3.7	4		5.7.3	3	
	5.3.8	2		5.7.4	2	
	小计					
六、中医护理（60分）	6.1.1	2		6.3.3	6	
	6.1.2	2		6.3.4	4	
	6.1.3	2		6.3.5	3	
	6.1.4	2		6.4.1	3	
	6.1.5	2		★6.4.2	4	
	6.2.1	5		6.4.3	5	
	6.2.2	2		6.5.1	2	
	6.2.3	2		6.5.2	3	
	6.2.4	4		6.6.1	1	
	6.3.1	3		6.6.2	1	
	6.3.2	2				
	小计					

续表

指标名称	指标编号	分值	实际得分	指标编号	分值	实际得分
七、文化建设（30分）	7.1.1	2		7.3.2	2	
	7.1.2	2		7.3.3	2	
	7.2.1	2		7.3.4	2	
	7.2.2	2		7.4.1	4	
	7.2.3	1		7.4.2	2	
	7.2.4	1		7.5.1	2	
	7.3.1	2		★7.5.2	4	
	小计					
八、"治未病"服务（40分）	8.1.1	1.5		8.4.2	3	
	8.1.2	1.5		8.4.3	3	
	★8.2.1	3		8.4.4	2	
	8.2.2	2		8.4.5	2	
	8.3.1	3		8.4.6	1	
	8.3.2	3		8.4.7	1	
	8.3.3	4		8.5.1	2	
	8.3.4	2		8.5.2	2	
	8.4.1	4				
	小计					

组长签字：　　　　　组员签字：

检查时间：＿＿＿年＿＿＿月＿＿＿日

二、三级中医医院中医药服务功能评审分数合计表

＿＿＿＿＿＿＿省（自治区、直辖市）＿＿＿＿＿＿＿中医医院

序号	内容	应得分	实际得分
一	发挥中医药特色优势的措施	30分	
二	队伍建设	85分	
三	临床科室建设	165分	
四	重点专科建设	110分	
五	中药药事管理	80分	

续表

序号	内容	应得分	实际得分
六	中医护理	60分	
七	文化建设	30分	
八	"治未病"服务	40分	
	合计	600分	

组长签字： 组员签字：

检查时间：＿＿＿年＿＿＿月＿＿＿日

第2节 三级中医医院综合服务功能评审分数汇总表及合计表

一、三级中医医院综合服务功能评审分数汇总表

（一）基本要求和医院服务分数汇总表（40分）

＿＿＿＿＿＿＿＿省（自治区、直辖市）＿＿＿＿＿＿＿＿＿＿中医医院

指标名称	指标编号	分值	实际得分	指标编号	分值	实际得分
一、医院设置、功能和任务（5分）	1.1.1.1	1		1.1.1.3	1	
	1.1.1.2	1		★1.1.2	2	
	小计					
二、医院服务（15分）	1.2.1.1	2		1.2.2.3	1	
	1.2.1.2	3		1.2.3.1	0.5	
	1.2.1.3	2		1.2.3.2	0.5	
	1.2.1.4	1		1.2.3.3	1	
	★1.2.2.1	1		1.2.4	1.5	
	1.2.2.2	1		1.2.5	0.5	
	小计					
三、应急管理（8分）	1.3.1	1		1.3.3.3	1	
	1.3.2.1	1		1.3.4	1	
	1.3.2.2	1		1.3.5.1	1.5	
	1.3.3.1	0.5		1.3.5.2	0.5	
	1.3.3.2	0.5				
	小计					
四、临床医学教育（6分）	1.4.1	2		1.4.3.2	0.5	
	1.4.2	1.5		1.4.3.3	0.5	
	1.4.3.1	0.5		1.4.4	1	
	小计					

续表

指标名称	指标编号	分值	实际得分	指标编号	分值	实际得分
五、科研管理（6分）	1.5.1	2		1.5.3	1	
	1.5.2.1	1.5		1.5.4	0.5	
	1.5.2.2	0.5		1.5.5	0.5	
	小计					
应得分		40分		实际得分		

组长签字：　　　　　　组员签字：

检查时间：＿＿＿年＿＿＿月＿＿＿日

（二）患者安全分数汇总表（30分）

＿＿＿＿＿＿＿省（自治区、直辖市）＿＿＿＿＿＿＿中医医院

指标编号	分值	实际得分	指标编号	分值	实际得分
2.1.1	2		2.4.1	2	
★2.1.2	3		2.4.2	2	
2.1.3	2		2.4.3	2	
2.1.4	2		2.5.1	2	
2.2.1	1		2.5.2	1	
2.2.2	1		2.6.1	2	
★2.3.1	3		2.6.2	1	
2.3.2	2		2.6.3	2	
应得分	30分		实际得分		

组长签字：　　　　　　组员签字：

检查时间：＿＿＿年＿＿＿月＿＿＿日

（三）医疗质量分数汇总表（210分 中医医院）

_____省（自治区、直辖市）_____中医医院

指标名称	指标编号	分值	实际得分	指标编号	分值	实际得分
一、医院质量管理组织与制度（10分）	3.1.1	1		3.1.4	2	
	3.1.2	2		3.1.5	1	
	3.1.3	4				
	小计					
二、医疗技术管理（15分）	3.2.1.1	2		3.2.3.2	2	
	3.2.1.2	2		3.2.4.1	1	
	3.2.2	2		3.2.4.2	2	
	3.2.3.1	1		3.2.4.3	3	
	小计					
三、医技科室质量管理（55分）	检验	20		3.3.1.2.4	1	
	3.3.1.1.1	1		3.3.1.2.5	1	
	3.3.1.1.2	1		3.3.1.2.6	1	
	3.3.1.1.3	1		3.3.1.3	1	
	3.3.1.1.4	1		3.3.1.4	6	
	3.3.1.2.1	1		3.3.1.5	1	
	3.3.1.2.2	2		3.3.1.6	1	
	3.3.1.2.3	1				
	小计					
	医学影像	20		3.3.3.2.4	2	
	3.3.3.1.1	3		3.3.3.2.5	1	
	3.3.3.1.2	2		3.3.3.3.1	3	
	3.3.3.1.3	1		3.3.3.3.2	2	
	3.3.3.2.1	1		3.3.3.4.1	1	
	3.3.3.2.2	1		3.3.3.4.2	1	
	3.3.3.2.3	1		3.3.3.4.3	1	
	小计					

续表

指标名称	指标编号	分值	实际得分	指标编号	分值	实际得分
三、医技科室质量管理（55分）	病理	15		3.3.2.3	2	
	3.3.2.1.1	1		3.3.2.4.1	1	
	3.3.2.1.2	1		3.3.2.4.2	1	
	3.3.2.1.3	1		3.3.2.4.3	2	
	3.3.2.2.1	2		3.3.2.5	1	
	3.3.2.2.2	1		3.3.2.6	2	
	小计					
四、其他科室质量管理（100分）	手术治疗管理	15		3.4.1.4.1	1	
	3.4.1.1.1	1		3.4.1.4.2	1	
	3.4.1.1.2	1		3.4.1.5	1	
	3.4.1.2.1	1		3.4.1.6.1	1	
	3.4.1.2.2	1		3.4.1.6.2	1	
	3.4.1.3.1	1		3.4.1.7.1	1	
	3.4.1.3.2	1		3.4.1.7.2	2	
	3.4.1.3.3	1				
	小计					
	麻醉治疗管理	15		3.4.2.4.2	1	
	3.4.2.1.1	1		3.4.2.4.3	1	
	3.4.2.1.2	1		3.4.2.5.1	2	
	3.4.2.2.1	1		3.4.2.5.2	2.5	
	3.4.2.2.2	1		3.4.2.6	1	
	3.4.2.3	1		3.4.2.7	1	
	3.4.2.4.1	0.5		3.4.2.8	1	
	小计					

指标名称	指标编号	分值	实际得分	指标编号	分值	实际得分
四、其他科室质量管理（100分）	重症医学科管理	20		3.4.3.2.3	2	
	3.4.3.1.1	0.5		3.4.3.3.1	1	
	3.4.3.1.2	1		3.4.3.3.2	1	
	3.4.3.1.3	0.5		3.4.3.3.3	1	
	3.4.3.1.4	1		3.4.3.4.1	1	
	3.4.3.1.5	1		3.4.3.4.2	1	
	3.4.3.1.6	2		3.4.3.4.3	1	
	3.4.3.1.7	1		3.4.3.5.1	1	
	3.4.3.2.1	1		3.4.3.5.2	1	
	3.4.3.2.2	2				
	小计					
	感染性疾病管理	10		3.4.4.3.1	1	
	3.4.4.1	1		3.4.4.3.2	2	
	3.4.4.2.1	1		3.4.4.4	2	
	3.4.4.2.2	1.5		3.4.4.5.1	0.5	
	3.4.4.2.3	0.5		3.4.4.5.2	0.5	
	小计					
	输血管理	15		3.4.5.4.1	1	
	3.4.5.1.1	0.5		3.4.5.4.2	1	
	3.4.5.1.2	0.5		3.4.5.4.3	1	
	3.4.5.2.1	1		3.4.5.4.4	1	
	3.4.5.2.2	0.5		3.4.5.5.1	0.5	
	3.4.5.2.3	0.5		3.4.5.5.2	1	
	3.4.5.3.1	1		3.4.5.5.3	0.5	
	3.4.5.3.2	1		3.4.5.6.1	1	
	3.4.5.3.3	1		3.4.5.6.2	1	
	3.4.5.3.4	1				
	小计					

指标名称	指标编号	分值	实际得分	指标编号	分值	实际得分
四、其他科室质量管理（100分）	医院感染管理	25		3.4.6.5.3	0.5	
	3.4.6.1.1	2		3.4.6.6.1	1	
	3.4.6.1.2	0.5		3.4.6.6.2	1	
	3.4.6.1.3	1		3.4.6.7.1	2	
	3.4.6.2	0.5		3.4.6.7.2	2	
	3.4.6.3.1	1		3.4.6.7.3	1	
	3.4.6.3.2	1		3.4.6.7.4	1	
	3.4.6.3.3	2		3.4.6.8.1	0.5	
	3.4.6.3.4	1		3.4.6.8.2	0.5	
	3.4.6.4	2		3.4.6.9.1	1	
	★3.4.6.5.1	2		3.4.6.9.2	1	
	3.4.6.5.2	0.5				
	小计					
五、住院诊疗管理（15分）	3.5.1.1	1		3.5.3.1	1	
	3.5.1.2	1		3.5.3.2	1	
	3.5.1.3	1		3.5.4.1	2	
	3.5.2.1	1		3.5.4.2	1	
	3.5.2.2	1		3.5.4.3	1	
	3.5.2.3	1		3.5.5.1	1	
	3.5.2.4	1		3.5.5.2	1	
	小计					

续表

指标名称	指标编号	分值	实际得分	指标编号	分值	实际得分
六、病历（案）质量管理（15分）	3.6.1	1		3.6.3.3	1	
	3.6.2.1	0.5		3.6.3.4	1	
	3.6.2.2	0.5		3.6.4.1	1	
	3.6.2.3	1		3.6.4.2	3	
	3.6.3.1	1		3.6.4.3	1	
	3.6.3.2	1		3.6.5	3	
	小计					
应得分		210 分		实际得分		

组长签字： 组员签字：

检查时间：____年____月____日

（四）药事管理分数汇总表（30分）

_____省（自治区、直辖市）_____中医医院

指标编号	分值	实际得分	指标编号	分值	实际得分
4.1.1	1		4.2.3	2	
4.1.2	2		★4.3.1	3	
4.1.3	2		4.3.2	1	
4.1.4	2		4.3.3	1	
4.1.5	1		4.3.4	4	
4.1.6	1		4.3.5	2	
4.2.1	1		4.4.1	2	
4.2.2	4		4.4.2	1	
应得分	30 分		实际得分		

组长签字： 组员签字：

检查时间：____年____月____日

（五）护理质量管理分数汇总表（40分）

_____省（自治区、直辖市）_____中医医院

指标编号	分值	实际得分	指标编号	分值	实际得分
5.1.1	3		★5.4.1	2	
5.1.2	2		5.4.2	2	
5.2.1	2		5.4.3	6	
5.2.2	2		5.4.4	2	
5.2.3	1		5.4.5	2	
5.2.4	2		5.5.1	2	
5.3.1	2		5.5.2	2	
5.3.2	2		5.5.3	1	
5.3.3	4		5.5.4	1	
应得分	40分		实际得分		

组长签字：　　　　　　组员签字：

检查时间：____年____月____日

（六）医院管理分数汇总表（50分）

_____省（自治区、直辖市）_____中医医院

指标编号	分值	实际得分	指标编号	分值	实际得分
6.1.1	2		6.2.4	1	
★6.1.2	3		6.3.1	1	
★6.1.3	3		6.3.2	2	
6.1.4	1		6.3.3	2	
6.1.5	1		6.3.4	2	
6.2.1	3		6.3.5	2	
6.2.2	2		6.3.6	1	
6.2.3	1		6.4.1	2	

续表

指标编号	分值	实际得分	指标编号	分值	实际得分
6.4.2	1		6.5.3	1	
6.4.3	1		★6.5.4	2	
6.4.4	1		6.5.5	2	
6.4.5	1		6.6.1	2	
6.4.6	1		6.6.2	2	
6.5.1	2		6.6.3	2	
6.5.2	1		6.6.4	2	
应得分	50 分		实际得分		

组长签字：　　　　　　组员签字：

检查时间：＿＿＿年＿＿＿月＿＿＿日

二、三级中医医院综合服务功能评审分数合计表

＿＿＿＿＿＿＿＿省（自治区、直辖市）＿＿＿＿＿＿＿＿中医医院

序号	内容	应得分	实际得分
（一）	基本要求和医院服务	40 分	
（二）	患者安全	30 分	
（三）	医疗质量	210 分	
（四）	药事管理	30 分	
（五）	护理质量管理	40 分	
（六）	医院管理	50 分	
合计		400 分	

组长签字：　　　　　　组员签字：

检查时间：＿＿＿年＿＿＿月＿＿＿日

第3节　三级中医医院党的建设评审分数汇总表及合计表

一、三级中医医院党的建设评审分数汇总表

（一）加强党的领导分数汇总表（40分）

_____省（自治区、直辖市）_____中医医院

指标编号	分值	实际得分	指标编号	分值	实际得分
1.1.1	4		1.3.2	4	
1.1.2	4		1.4.1	4	
1.2.1	4		1.4.2	4	
1.2.2	4		1.5.1	4	
1.3.1	4		1.5.2	4	
应得分	40分		实际得分		

组长签字：　　　　　组员签字：

检查时间：____年____月____日

（二）加强基层党的建设分数汇总表（30分）

_____省（自治区、直辖市）_____中医医院

指标编号	分值	实际得分	指标编号	分值	实际得分
2.1.1	5		2.3.1	4	
2.1.2	5		2.3.2	3	
2.2.1	5		2.3.3	3	
2.2.2	5				
应得分	30分		实际得分		

组长签字：　　　　　组员签字：

检查时间：____年____月____日

（三）党风廉政建设分数汇总表（30分）

_____省（自治区、直辖市）_____中医医院

指标编号	分值	实际得分	指标编号	分值	实际得分
3.1.1	4		3.2.2	5	
3.1.2	3		3.3.1	5	
3.1.3	3		3.3.2	5	
3.2.1	5				
应得分	30分		实际得分		

组长签字：　　　　　　组员签字：

检查时间：____年____月____日

二、三级中医医院党的建设评审分数合计表

_____省（自治区、直辖市）_____ 中医医院

序号	内容	应得分	实际得分
（一）	加强党的领导	40分	
（二）	加强基层党的建设	30分	
（三）	党风廉政建设	30分	
	合计	100分	

组长签字：　　　　　　组员签字：

检查时间：____年____月____日

第4节　三级中西医结合医院中医药服务功能评审分数汇总表及合计表

一、三级中西医结合医院中医药服务功能评审分数汇总表

_____省（自治区、直辖市）_____中西医结合医院

指标名称	指标编号	分值	实际得分	指标编号	分值	实际得分
一、发挥中西医结合特色优势的措施（30分）	1.1.1	2		1.3.1	2	
	1.1.2	3		★1.3.2	4	
	1.2.1	1		1.3.3	2	
	1.2.2	1		1.4.1	2	
	1.2.3	2		1.4.2	2	
	1.2.4	2		1.4.3	1	
	1.2.5	2		1.4.4	2	
	1.2.6	2				
	小计					
二、队伍建设（85分）	★2.1.1	7		2.2.1	3	
	2.1.2	3		2.2.2	4	
	2.1.3	5		2.2.3	3	
	2.1.4	5		2.2.4	4	
	2.1.5	7		2.3.1	3	
	2.1.6	2		2.3.2	4	
	2.1.7	4		2.3.3	4	
	2.1.8	4		2.3.4	4	
	2.1.9	4		2.3.5	7	
	2.1.10	4		2.3.6	4	
	小计					

续表

指标名称	指标编号	分值	实际得分	指标编号	分值	实际得分
	3.1.1	4		3.4.11	5	
	★3.1.2	4		3.4.12	3	
	3.2.1	2		3.5.1	5	
	3.2.2	4		3.5.2	5	
	3.2.3	2		3.6.1	4	
	3.2.4	2		3.6.2	3	
	3.3.1	6		3.6.3	3	
	3.3.2	2		3.7.1	5	
	3.3.3	2		3.7.2	3	
	3.3.4	3		3.7.3	3	
三、临床科室建设（165分）	3.3.5	5		3.7.4	4	
	★3.4.1	5		3.8	5	
	3.4.2	2		3.9.1	5	
	3.4.3	5		★3.9.2	5	
	3.4.4	3		3.9.3	5	
	3.4.5	5		3.9.4	4	
	3.4.6	5		3.10.1	4	
	3.4.7	5		★3.10.2	4	
	3.4.8	5		3.10.3	4	
	3.4.9	7		3.10.4	3	
	3.4.10	5				
	小计					

续表

指标名称	指标编号	分值	实际得分	指标编号	分值	实际得分
四、重点专科建设（110分）	4.1.1	3		4.4.9	2	
	4.1.2	3		4.4.10	2	
	4.1.3	3		4.5.1	2	
	4.1.4	3		4.5.2	2	
	4.1.5	3		4.5.3	2	
	4.2.1	2		4.5.4	2	
	4.2.2	2		4.6.1	2	
	4.2.3	2		4.6.2	2	
	4.2.4	2		4.6.3	2	
	4.3.1	5		4.6.4	2	
	4.3.2	2		4.6.5	1	
	4.3.3	3		4.7.1	3	
	★4.4.1	5		4.7.2	2	
	4.4.2	2		4.7.3	2	
	★4.4.3	5		4.7.4	1	
	4.4.4	4		4.7.5	2	
	4.4.5	10		4.8.1	1	
	4.4.6	5		4.8.2	2	
	4.4.7	5		4.8.3	2	
	4.4.8	4		4.8.4	1	
	小计					

指标名称	指标编号	分值	实际得分	指标编号	分值	实际得分
五、中药药事管理（80分）	5.1	2		5.3.9	3	
	5.2.1	3		5.3.10	1	
	5.2.2	2		5.3.11	3	
	5.2.3	3		5.3.12	1	
	5.2.4	2		5.4.1	2	
	5.2.5	1		★5.4.2	2	
	5.2.6	2		5.4.3	4	
	5.2.7	3		5.4.4	2	
	5.2.8	2		5.4.5	2	
	★5.3.1	3		5.5.1	2	
	5.3.2	3		5.5.2	1	
	5.3.3	3		5.6.1	2	
	5.3.4	2		5.6.2	1	
	5.3.5	5		5.7.1	3	
	5.3.6	2		5.7.2	3	
	5.3.7	4		5.7.3	2	
	5.3.8	2		5.7.4	2	
	小计					
六、中医护理（60分）	6.1.1	2		6.3.3	6	
	6.1.2	2		6.3.4	4	
	6.1.3	2		6.3.5	3	
	6.1.4	2		6.4.1	3	
	6.1.5	2		★6.4.2	4	
	6.2.1	5		6.4.3	5	
	6.2.2	2		6.5.1	2	
	6.2.3	2		6.5.2	3	
	6.2.4	4		6.6.1	1	
	6.3.1	3		6.6.2	1	
	6.3.2	2				
	小计					

续表

指标名称	指标编号	分值	实际得分	指标编号	分值	实际得分
七、文化建设 （30分）	7.1.1	2		7.3.2	2	
	7.1.2	2		7.3.3	2	
	7.2.1	2		7.3.4	2	
	7.2.2	2		7.4.1	4	
	7.2.3	1		7.4.2	2	
	7.2.4	1		7.5.1	2	
	7.3.1	2		★7.5.2	4	
	小计					
八、"治未病"服务 （40分）	8.1.1	1.5		8.4.2	3	
	8.1.2	1.5		8.4.3	3	
	★8.2.1	3		8.4.4	2	
	8.2.2	2		8.4.5	2	
	8.3.1	3		8.4.6	1	
	8.3.2	3		8.4.7	1	
	8.3.3	4		8.5.1	2	
	8.3.4	2		8.5.2	2	
	8.4.1	4				
	小计					

组长签字：　　　　　　组员签字：

检查时间：＿＿＿年＿＿＿月＿＿＿日

二、三级中西医结合医院中医药服务功能评审分数合计表

_____省（自治区、直辖市）_____中西医结合医院

序号	内容	应得分	实际得分
一	发挥中西医结合特色优势的措施	30 分	
二	队伍建设	85 分	
三	临床科室建设	165 分	
四	重点专科建设	110 分	
五	中药药事管理	80 分	
六	中医护理	60 分	
七	文化建设	30 分	
八	"治未病"服务	40 分	
	合计	600 分	

组长签字： 组员签字：

检查时间：____年____月____日

第5节 三级中西医结合医院综合服务功能评审分数汇总表及合计表

一、三级中西医结合医院综合服务功能评审分数汇总表

（一）基本要求和医院服务分数汇总表（40分）

_____省（自治区、直辖市）_____中西医结合医院

指标名称	指标编号	分值	实际得分	指标编号	分值	实际得分
一、医院设置、功能和任务（5分）	1.1.1.1	1		1.1.1.3	1	
	1.1.1.2	1		★1.1.2	2	
	小计					
二、医院服务（15分）	1.2.1.1	2		1.2.2.4	1.5	
	1.2.1.2	2		1.2.3.1	0.5	
	1.2.1.3	1		1.2.3.2	0.5	
	1.2.1.4	1		1.2.3.3	1	
	★1.2.2.1	1		1.2.4	1.5	
	1.2.2.2	1		1.2.5	0.5	
	1.2.2.3	1.5				
	小计					

续表

指标名称	指标编号	分值	实际得分	指标编号	分值	实际得分
三、应急管理 （8分）	1.3.1	1		1.3.3.3	1	
	1.3.2.1	1		1.3.4	1	
	1.3.2.2	1		1.3.5.1	1.5	
	1.3.3.1	0.5		1.3.5.2	0.5	
	1.3.3.2	0.5				
	小计					
四、临床医学教育 （6分）	1.4.1	1.5		1.4.3.3	0.5	
	1.4.2	1		1.4.4	1	
	1.4.3.1	0.5		1.4.5	1	
	1.4.3.2	0.5				
	小计					
五、科研管理 （6分）	1.5.1	2		1.5.3	1	
	1.5.2.1	1.5		1.5.4	0.5	
	1.5.2.2	0.5		1.5.5	0.5	
	小计					
应得分		40分		实际得分		

组长签字：　　　　　　组员签字：

检查时间：＿＿年＿＿月＿＿日

（二）患者安全分数汇总表（30分）

_____省（自治区、直辖市）_____中西医结合医院

指标编号	分值	实际得分	指标编号	分值	实际得分
2.1.1	2		★2.4.1	2	
★2.1.2	3		2.4.2	2	
2.1.3	2		2.4.3	2	
2.1.4	2		2.5.1	2	
2.2.1	1		2.5.2	1	
2.2.2	1		2.6.1	2	
★2.3.1	3		2.6.2	1	
2.3.2	2		2.6.3	2	
应得分	30分		实际得分		

组长签字：　　　　　　　组员签字：

检查时间：____年____月____日

（三）医疗质量分数汇总表（210分）

_____省（自治区、直辖市）_____中西医结合医院

指标名称	指标编号	分值	实际得分	指标编号	分值	实际得分
一、医院质量管理组织与制度（10分）	3.1.1	1		3.1.4	2	
	3.1.2	2		3.1.5	1	
	3.1.3	4				
	小计					
二、医疗技术管理（15分）	3.2.1.1	2		3.2.3.2	2	
	3.2.1.2	2		3.2.4.1	1	
	3.2.2	2		3.2.4.2	2	
	3.2.3.1	1		3.2.4.3	3	
	小计					

续表

指标名称	指标编号	分值	实际得分	指标编号	分值	实际得分
	检验	20		3.3.1.2.4	1	
	3.3.1.1.1	1		3.3.1.2.5	1	
	3.3.1.1.2	1		3.3.1.2.6	1	
	3.3.1.1.3	1		3.3.1.3	1	
	3.3.1.1.4	1		3.3.1.4	6	
	3.3.1.2.1	1		3.3.1.5	1	
	3.3.1.2.2	2		3.3.1.6	1	
	3.3.1.2.3	1				
	小计					
	病理	15		3.3.2.3	2	
	3.3.2.1.1	1		3.3.2.4.1	1	
三、医技科室质量管理（55分）	3.3.2.1.2	1		3.3.2.4.2	1	
	3.3.2.1.3	1		3.3.2.4.3	2	
	3.3.2.2.1	2		3.3.2.5	1	
	3.3.2.2.2	1		3.3.2.6	2	
	小计					
	医学影像	20		3.3.3.2.4	2	
	3.3.3.1.1	1		3.3.3.2.5	1	
	3.3.3.1.2	2		3.3.3.3.1	3	
	3.3.3.1.3	1		3.3.3.3.2	2	
	3.3.3.2.1	1		3.3.3.4.1	1	
	3.3.3.2.2	1		3.3.3.4.2	1	
	3.3.3.2.3	1		3.3.3.4.3	1	
	小计					

指标名称	指标编号	分值	实际得分	指标编号	分值	实际得分
	手术治疗管理	15		3.4.1.4.1	1	
	3.4.1.1.1	1		3.4.1.4.2	1	
	3.4.1.1.2	1		3.4.1.5	1	
	3.4.1.2.1	1		3.4.1.6.1	1	
	3.4.1.2.2	1		3.4.1.6.2	1	
	3.4.1.3.1	1		3.4.1.6.3	1	
	3.4.1.3.2	1		3.4.1.7.1	1	
	3.4.1.3.3	1		3.4.1.7.2	1	
	小计					
	麻醉治疗管理	15		3.4.2.4.2	1	
	3.4.2.1.1	1		3.4.2.4.3	1	
	3.4.2.1.2	1		3.4.2.5.1	2	
	3.4.2.2.1	1		3.4.2.5.2	2.5	
四、其他科室质量管理（100分）	3.4.2.2.2	1		3.4.2.6	1	
	3.4.2.3	1		3.4.2.7	1	
	3.4.2.4.1	0.5		3.4.2.8	1	
	小计					
	重症医学科管理	20		3.4.3.2.3	1.5	
	3.4.3.1.1	0.5		3.4.3.2.4	1	
	3.4.3.1.2	1		3.4.3.3.1	1	
	3.4.3.1.3	0.5		3.4.3.3.2	1	
	3.4.3.1.4	1		3.4.3.3.3	1	
	3.4.3.1.5	1		3.4.3.4.1	1	
	3.4.3.1.6	2		3.4.3.4.2	1	
	3.4.3.1.7	1		3.4.3.4.3	1	
	3.4.3.2.1	1		3.4.3.5.1	1	
	3.4.3.2.2	1.5		3.4.3.5.2	1	
	小计					

续表

指标名称	指标编号	分值	实际得分	指标编号	分值	实际得分
	感染性疾病管理	10		3.4.4.3.1	1	
	3.4.4.1	1		3.4.4.3.2	2	
	3.4.4.2.1	1		3.4.4.4	2	
	3.4.4.2.2	1.5		3.4.4.5.1	0.5	
	3.4.4.2.3	0.5		3.4.4.5.2	0.5	
	小计					
	输血管理	15				
	3.4.5.1.1	0.5		3.4.5.4.1	1	
	3.4.5.1.2	0.5		3.4.5.4.2	1	
	3.4.5.2.1	1		3.4.5.4.3	1	
	3.4.5.2.2	0.5		3.4.5.4.4	1	
	3.4.5.2.3	0.5		3.4.5.5.1	0.5	
	3.4.5.3.1	1		3.4.5.5.2	1	
	3.4.5.3.2	1		3.4.5.5.3	0.5	
四、其他科室质量管理（100 分）	3.4.5.3.3	1		3.4.5.6.1	1	
	3.4.5.3.4	1		3.4.5.6.2	1	
	小计					
	医院感染管理	25		3.4.6.5.3	0.5	
	3.4.6.1.1	2		3.4.6.6.1	1	
	3.4.6.1.2	0.5		3.4.6.6.2	1	
	3.4.6.1.3	1		3.4.6.7.1	2	
	3.4.6.2	0.5		3.4.6.7.2	2	
	3.4.6.3.1	1		3.4.6.7.3	1	
	3.4.6.3.2	1		3.4.6.7.4	1	
	3.4.6.3.3	2		3.4.6.8.1	0.5	
	3.4.6.3.4	1		3.4.6.8.2	0.5	
	3.4.6.4	2		3.4.6.9.1	1	
	★3.4.6.5.1	2		3.4.6.9.2	1	
	3.4.6.5.2	0.5				
	小计					

指标名称	指标编号	分值	实际得分	指标编号	分值	实际得分
五、住院诊疗管理（15分）	3.5.1.1	1		3.5.3.1	1	
	3.5.1.2	1		3.5.3.2	1	
	3.5.1.3	1		3.5.4.1	2	
	3.5.2.1	1		3.5.4.2	1	
	3.5.2.2	1		3.5.4.3	1	
	3.5.2.3	1		3.5.5.1	1	
	3.5.2.4	1		3.5.5.2	1	
	小计					
六、病历（案）质量管理（15分）	3.6.1	1		3.6.3.3	1	
	3.6.2.1	0.5		3.6.3.4	1	
	3.6.2.2	0.5		3.6.4.1	1	
	3.6.2.3	1		3.6.4.2	3	
	3.6.3.1	1		3.6.4.3	1	
	3.6.3.2	1		3.6.5	3	
	小计					
应得分		210分		实际得分		

组长签字： 组员签字：

检查时间：____年____月____日

（四）药事管理分数汇总表（30分）

_____省（自治区、直辖市）_____中西医结合医院

指标编号	分值	实际得分	指标编号	分值	实际得分
4.1.1	1		★4.3.1	3	
4.1.2	2		4.3.2	1	
4.1.3	2		4.3.3	1	
4.1.4	2		4.3.4	4	
4.1.5	1		4.3.5	2	
4.1.6	1		4.4.1	2	
4.2.1	1		4.4.2	1	
4.2.2	4				
4.2.3	2				
应得分	30分		实际得分		

组长签字：　　　　　　　组员签字：

检查时间：____年____月____日

（五）护理质量管理分数汇总表（40分）

_____省（自治区、直辖市）_____中西医结合医院

指标编号	分值	实际得分	指标编号	分值	实际得分
5.1.1	3		★5.4.1	2	
5.1.2	2		5.4.2	2	
5.2.1	2		5.4.3	6	
5.2.2	2		5.4.4	2	
5.2.3	1		5.4.5	2	
5.2.4	2		5.5.1	2	
5.3.1	2		5.5.2	2	
5.3.2	2		5.5.3	1	
5.3.3	4		5.5.4	1	
应得分	40分		实际得分		

组长签字：　　　　　　组员签字：

检查时间：____年____月____日

（六）医院管理分数汇总表（50分）

_____省（自治区、直辖市）_____中西医结合医院

指标编号	分值	实际得分	指标编号	分值	实际得分
6.1.1	2		6.4.1	2	
★6.1.2	2		6.4.2	1	
★6.1.3	2		6.4.3	2	
6.1.4	2		6.4.4	1	
6.1.5	2		6.4.5	1	
6.2.1	2		6.4.6	1	
6.2.2	2		6.5.1	2	
6.2.3	1		6.5.2	1	
6.2.4	1		6.5.3	1	
6.3.1	1		★6.5.4	3	
6.3.2	2		6.5.5	1	
6.3.3	2		6.6.1	2	
6.3.4	2		6.6.2	2	
6.3.5	2		6.6.3	2	
6.3.6	1		6.6.4	2	
应得分	50 分		实际得分		

组长签字： 组员签字：

检查时间：____年____月____日

二、三级中西医结合医院综合服务功能评审分数合计表

_____省（自治区、直辖市）_____中西医结合医院

序号	内容	应得分	实际得分
（一）	基本要求和医院服务	40 分	
（二）	患者安全	30 分	
（三）	医疗质量	210 分	
（四）	药事管理	30 分	
（五）	护理质量管理	40 分	
（六）	医院管理	50 分	
	合计	400 分	

组长签字：　　　　　组员签字：

检查时间：____年____月____日

第6节　三级中西医结合医院党的建设评审分数汇总表及合计表

一、三级中西医结合医院党的建设评审分数汇总表

（一）加强党的领导分数汇总表（40 分）

_____省（自治区、直辖市）_____中西医结合医院

指标编号	分值	实际得分	指标编号	分值	实际得分
1.1.1	4		1.3.2	4	
1.1.2	4		1.4.1	4	
1.2.1	4		1.4.2	4	
1.2.2	4		1.5.1	4	
1.3.1	4		1.5.2	4	
应得分	40 分		实际得分		

组长签字：　　　　　组员签字：

检查时间：____年____月____日

（二）加强基层党的建设分数汇总表（30分）

_____省（自治区、直辖市）_____中西医结合医院

指标编号	分值	实际得分	指标编号	分值	实际得分
2.1.1	5		2.3.1	4	
2.1.2	5		2.3.2	3	
2.2.1	5		2.3.3	3	
2.2.2	5				
应得分	30分		实际得分		

组长签字：　　　　组员签字：

检查时间：____年____月____日

（三）党风廉政建设分数汇总表（30分）

_____省（自治区、直辖市）_____中西医结合医院

指标编号	分值	实际得分	指标编号	分值	实际得分
3.1.1	4		3.2.2	5	
3.1.2	3		3.3.1	5	
3.1.3	3		3.3.2	5	
3.2.1	5				
应得分	30分		实际得分		

组长签字：　　　　组员签字：

检查时间：____年____月____日

二、三级中西医结合医院党的建设评审分数合计表

_____省（自治区、直辖市）_____ 中西医结合医院

序号	内容	应得分	实际得分
（一）	加强党的领导	40 分	
（二）	加强基层党的建设	30 分	
（三）	党风廉政建设	30 分	
合计		100 分	

组长签字：　　　　　组员签字：

检查时间：____年____月____日

附录 A

评审核心指标检查记录表

_____省（自治区、直辖市）_____医院   评审得分：____分

说明：关于核心指标的判定

核心指标的评分按照评审标准实施细则中"评分细则"的要求进行打分，而核心指标符合要求与否的判定，按照评审核心指标的要求进行判定。举例说明如下：如中医药服务功能部分核心指标 2.1.1 中医类别执业医师占执业医师总数的比例≥60%，按照评分细则进行打分时按照要求"每低于标准（60%）1 个百分点，扣 1 分"，分值为 7 分，扣完为止。但判定是否通过时，则按照核心指标判定的要求中医类别执业医师占执业医师总数的比例≥60%或中医类别执业医师占执业医师总数的比例未达到60%，但符合以下要求：比例 1–比例 2≥5%；比例 1 计算方法：[中医类别执业医师+当年新招聘未取得中医类别执业医师资格的中医（含中西医结合、民族医）专业技术人员数]/（医院执业医师总数+未取得执业医师资格专业技术人员数）×100%；比例 2 计算方法：上年度中医类别执业医师总数/医院执业医师总数×100%。综合服务功能部分核心指标判定：只有当出现评分细则中不得分的情况时才认为不符合要求，而不是得分为 0 就判定为不符合。举例说明如下：如指标 2.3.1 "建立手术安全核查管理制度与工作流程"只有在"未制定手术安全核查制度、手术风险评估制度与工作流程，或未执行手术安全核查，不得分"的情况下，才判定为该项指标不合格，而如果是记录不完整，扣掉了 3 分，该项得分为 0 分，则不能判定为不合格。

第一部分　"中医药服务功能"核心指标检查记录表

编号	检查记录
1.3.2 科室综合考核目标中有发挥中医药特色优势和提高中医临床疗效的相关指标（4 分）	1. 科室综合考核目标中有发挥中医药（或中西医结合）特色优势和提高中医临床疗效的相关指标： [1]有　　[2]无（则整个条款不得分） 2. 相关指标是否具体，并实施。 [1]具体并实施　[2]不具体或未实施（扣 3 分）　[3]部分实施（扣 1 分） 3. 随机抽查科室人员 3 名是否知晓相关指标： [1]全部知晓　[2]___人不知晓（每人不知晓扣 0.3 分，按人累加）

续表

编号	检查记录
2.1.1 中医类别执业医师（含执业助理医师）占执业医师总数的比例≥60%（中西医结合医院含经过2年以上中医药知识和技能系统培训的临床类别医师占执业医师总数的比例≥60%，其中中医类别执业医师≥30%）（7分）	1．本年度情况 执业医师数（含执业助理医师）_____人 当年新招聘未取得中医类别执业医师资格的中医（含中西医结合、民族医）专业技术人员数_____人 中医类别执业医师数（含执业助理医师）_____人 未取得执业医师资格专业技术人员数_____人 [中医类别执业医师+当年新招聘未取得中医类别执业医师资格的中医（含中西医结合、民族医）专业技术人员数]/（医院执业医师总数+未取得执业医师资格专业技术人员数）比例_____% 2．上年度情况 执业医师数（含执业助理医师）_____人 中医类别执业医师数（含执业助理医师）_____人 中医类别执业医师占执业医师比例_____% 本年度比上年度增长百分点：_____个（每低于标准1个百分点，扣1分，扣完为止）
3.1.2 医院和临床科室命名符合国家中医药管理局《关于规范中医医院与临床科室名称的通知》（5分）	1．医院命名是否规范：[1]规范　[2]不规范（不得分） 2．临床科室名称是否规范：[1]规范　[2]不规范（不得分） 3．科室组织框架图、医疗信息报表与实际是否相符： [1]符合　[2]不符合（1个科室不相符扣1分，依次累加）
3.4.1 在国家中医药管理局印发的中医诊疗方案基础上，结合本院实际制定科室优势病种诊疗方案并组织实施（每个科室至少选择3个），逐步提高中医优势病种诊疗方案的覆盖率（5分）	1．随机抽查2个科室6个临床诊疗方案，每个科室制定至少3个以上常见病及中医优势病种中医诊疗方案。所抽查的2个临床科室的6个病种中，符合要求的完善的中医诊疗方案数量_____个（无中医诊疗方案，不得分；低于3个病种诊疗方案，每少一个病种，扣2分） 2．中医诊疗方案与本院实际结合的数量_____个（1个病种未与实际结合，扣2分） 3．诊疗方案基本要素（中西医病名、诊断、中医药综合治疗方法、疗效评价等）是否齐全： [1]齐全　[2]不齐全（每少1个要素，每个病种扣0.5分） 4．科室优势病种诊疗方案是否组织实施：[1]实施　[2]未实施（扣3分）　[3]组织不到位，或缺少原始资料（至少扣1分） 5．周期内优势病种住院例数是否逐年增加：[1]增加　[2]未增加（扣1分）
3.9.2 采用非药物中医技术诊疗人次占医院门诊总人次的比例≥10%（中西医结合医院指标为≥8%）（5分）	1．查验医院统计报表 年门诊总人次_____人 年门诊总人次中，非药物中医技术治疗人次_____人 采用非药物中医技术诊疗人次占医院门诊总人次的比例_____%（非药物中医技术治疗人次/门诊总人次，每低于标准1个百分点，扣0.5分）

编号	检查记录
	2. 随机抽查 2 个科室，实际计算某月中，非药物中医技术诊疗人次占医院门诊总人次的比例，并与医院统计报表核对： 抽查结果与医院统计结果：[1]相符　[2]不相符（抽查比率值_____，医院统计值_____）（相差±10%以上扣 2 分）
3.10.2 门诊处方中，中药（饮片、中成药、医院制剂）处方比例≥60%（中西医结合医院指标为≥40%）；中药饮片处方占门诊处方总数的比例≥30%（中西医结合医院指标为≥20%）（4 分）	1. 本年度情况 门诊处方总数_____张 中药饮片、中成药、医院制剂处方数_____张 中药饮片处方数_____张 中药饮片、中成药、医院制剂处方数/门诊处方总数_____% 中药饮片处方数/门诊处方总数_____% 2. 实地抽查某月中药（饮片、中成药、医院制剂）处方比例为____%，中药饮片处方占门诊处方总数的比例为____%（相差±10%以上不得分；每低于标准 1 个百分点，每个指标扣 1 分）
4.4.1 制定本专科优势病种和常见病种中医或中西医结合诊疗方案，体现医院本科室临床实际，突出中医药或中西医诊疗方法的综合运用，诊疗方案基本要素齐全（5 分）	1. 随机抽查 1 个省级以上中医重点专科的优势病种和常见病种中医（中西医）诊疗方案，中医（中西医）诊疗方案数量_____个[无中医（中西医）诊疗方案，不得分；低于 3 个病种诊疗方案，每少一个病种，扣 2 分] 2. 查阅该科室 3 个病种诊疗方案，中医（中西医）诊疗方案是否反映本专科特色：[1] 符合 [2]不符合（每个病种不符合扣 1 分；反映不充分，每个病种酌情最少扣 0.5 分） 3. 诊疗方案基本要素（中西医病名、诊断、中医药综合治疗方法、疗效评价等）是否齐全：[1]齐全　[2]不齐全（每少 1 个要素，每个病种扣 0.5 分） 4. 手术科室的诊疗方案正确配合使用中医药治疗情况：[1]配合使用　[2]未配合使用（未确配合使用中医药治疗的每诊疗个方案扣 1 分）
4.4.3 诊疗方案在临床中得到应用（5 分）	诊疗方案在临床中得到应用。抽查的 1 个重点专科的 3 个病种各 1 份运行病历，其中执行中（中西医）医诊疗方案的病历有_____份。（1 份病历未执行扣 2 分；部分执行，每份扣 1 分）
5.3.1 建立中药饮片采购制度，采购程序符合相关规定，供应商资质齐全；供应中药饮片质量合格；医院定期对供应商进行评估（3 分）	1. 查看中药饮片采购制度，采购计划、采购程序是否符合相关规定，供应商资质是否符合要求：[1]是　[2]否（无中药采购制度或供应商资质不符合要求，或有伪药及明令禁止购销的产品，不得分） 2. 现场抽查中药饮片有无劣药：[1]无　[2]有（每发现 1 种劣药，扣 1 分） 3. 对供应商的评估记录：[1]完整　[2]不完整（扣 1 分）
5.4.2 有中药饮片处方点评工作制度，开展中药饮片处方点评工作，工作记录完整（2 分）	1. 查看中药饮片处方点评工作制度：[1]有　[2]无（扣 1 分） 2. 查看评审周期中药饮片处方点评工作记录：[1]有　[2]无（扣 1 分；记录不完整，扣 0.5 分）

续表

编号	检查记录
6.4.2 科室开展中医护理技术项目不少于 4 项（4 分）	积极开展中医护理技术操作，科室开展中医护理技术项目不少于 4 项，所抽查的 3 个科室中，每个科室开展中医护理技术项数≥4 项： [1] 未开展（不得分） [2] 科室开展项数＜4 项（每科扣 2 分，扣完为止）
7.5.2 门诊走廊、候诊区和住院部走廊宣传中医药知识，使用中医病名和中医术语，并与所在科室的中医药特色相结合，中药候药区宣传中医药相关知识（4 分）	以下实地查看，有选"否"项，则该指标均不得分 宣传中医药知识 　　1. 门诊走廊　　　[1]是　　[2]否 　　2. 候 诊 区　　　[1]是　　[2]否 　　3. 住院部走廊　　[1]是　　[2]否 使用中医病名和中医术语 　　1. 门诊走廊　　　[1]是　　[2]否 　　2. 候 诊 区　　　[1]是　　[2]否 　　3. 住院部走廊　　[1]是　　[2]否 所在科室的中医药特色相结合 　　1. 门诊走廊　　　[1]是　　[2]否 　　2. 候 诊 区　　　[1]是　　[2]否 　　3. 住院部走廊　　[1]是　　[2]否 中药候药区宣传中医药知识　　[1]是　　[2]否
8.2.1 治未病科科室功能定位准确，为医院的一级科室（3 分）	实地查看治未病科： [1]作为医院一级科室 [2]未作为医院一级科室（不得分） [3]存在把针灸科、推拿科、康复科、理疗科等临床科室及国医堂、名医工作室等整合纳入"治未病"科（不得分）

以上第一部分核心指标为三级中医医院、中西医结合医院使用

填报要求：

1. 本表内容应与中医医院、中西医结合医院评审检查记录表内容一致。

2. 评审专家组对本表内容的真实性负责。

第一部分符合要求的核心指标数量：_____个

检查组长（签名）：　　　　组员签名：

第二部分　　"综合服务能力"核心指标检查记录表

编号	检查记录
1.1.2.医院的功能、任务和定位明确，符合区域卫生规划和医疗机构设置规划要求，保持适度规模，医院编制及实有床位数均≥400 张，科室设置、每床建筑面积、人员配备和设备、设施符合三级中医医院基本标准（2 分）	1. 医院床位数：[1]符合，床位≥400 张　　[2]不符合，床位＜400 张 2. 科室设置：临床科室≥14 个[至少设置内科、外科、妇（产）科、儿科、针灸科、骨伤科、肛肠科、皮肤科、眼科、推拿科、耳鼻喉科、感染性疾病科、急诊科、麻醉科]，医技科室≥7 个（药学部、医学检验科、医学影像科、手术室、病理科、输血科、营养科和相应的临床功能检查室）：[1]符合　　[2]不符合

编号	检查记录
1.1.2.医院的功能、任务和定位明确，符合区域卫生规划和医疗机构设置规划要求，保持适度规模，医院编制及实有床位数均≥400张，科室设置、每床建筑面积、人员配备和设备、设施符合三级中医医院基本标准（2分）	3. 病房每床净使用面积不少于 6 平方米，床间距≥1 米，临床科室每科至少设置床位 30 张：[1]符合 [2]不符合 4. 人员配备：每床至少配有 1 名卫生技术人员；病房护理人员总数与病区实际开放床位数的比例达到 0.4：1；工程技术人员（技师、助理工程师及以上人员）占卫生技术人员总数的比例不低于 1%；临床科室主任必须具有副主任医师以上职称的中医师，至少有 1 名具有副主任药师以上职称的中药师和相应的检验、放射等技术人员：[1]符合 [2]不符合 5. 设备及设施[略，参照中医医院医疗设备配置标准（试行）]：[1] 基本满足需要 [2]不满足需要
1.2.2.1 加强急诊检诊、分诊，落实首诊负责制，及时救治急危重症患者（1分）	现场查看： 1. 急诊检诊、分诊制度：[1]有 [2]无（不得分） 2. 首诊负责制的落实情况：[1]落实 [2]未落实（不得分） 3. 落实急危重症患者及时救治：[1]落实 [2]未落实（不得分） [3]未对应到三区分区救治（落实不到位，扣 0.5 分）
2.1.2 在诊疗活动中，严格执行"查对制度"，至少同时使用姓名、年龄两项核对患者身份，确保对正确的患者实施正确的操作（1分）	1. 有无查对制度：[1]有 [2]无（不得分） 2. 现场查看：在医嘱开具与执行、发药、手术等诊疗活动中，严格执行"查对制度"，至少同时使用姓名、年龄两项等项目核对患者身份，确保对正确的患者实施正确的操作：[1]是 [2]否（核对少于两项项目，不得分）
2.3.1 建立手术安全核查管理制度与工作流程（3分）	1. 手术安全核查管理制度与工作流程：[1]有 [2]无（不得分） 2. 现场查看麻醉医师、手术医师、巡回护士三步安全核查步骤、流程是否规范：[1]规范 [2]不规范（发现一起扣 1 分） 3. 抽查 5 份三步安全核查记录表查看记录：[1]完整 [2]记录不完整（每份扣 1 分，扣完为止）
3.4.6.5.1 制定多重耐药菌（MDR）医院感染控制管理规范与程序，实施监管与改进（2分）	1. 多重耐药菌医院感染控制管理规范与程序：[1]有 [2]无（不得分） 2. 现场查看手卫生、隔离、无菌操作、保洁与环境消毒等多重耐药菌控制措施：[1]合格 [2]不合格（每项扣 0.5 分） 3. 对多重耐药菌耐药趋势是否开展定期监测，并提供给临床医师用以改进临床用药、保洁人员用以改进保洁与环境消毒： [1]开展监测 [2]未开展监测（扣 0.5 分） [1]有改进 [2] 无改进（扣 0.5 分） 4. 访谈医务人员、保洁人员共 3 名对多重耐药菌防控措施的知晓情况：[1]知晓，[2]不知晓（每人扣 0.5 分，扣完为止）

续表

编号	检查记录
4.3.1 药事管理组织下设抗菌药物管理小组，人员结构合理、职责明确。对医务人员进行抗菌药物合理应用培训及考核（3分）	药事管理组织下设抗菌药物管理小组，人员结构合理，职责明确，对医务人员进行抗菌药物合理应用培训及考核： 1. 组织健全：[1]有　　[2]无（不得分） 2. 人员结构（至少含医务科、药学部、院感科、检验科人员）： [1]合理　　[2]不合理（不得分） 3. 职责：[1] 明确　　[2]不明确（扣2分） 4. 开展培训和考核：[1]开展　　[2]未开展（扣1分） [3]缺少培训和考核痕迹资料（扣0.5分）
5.4.1 医院有优质护理服务实施方案，有保障制度和措施及考评激励机制，并落实到位（2分）	1. 优质护理服务规划、目标及实施方案：[1]有　[2]无（不得分） 2. 推进开展优质护理服务的保障制度和措施及考评激励机制： [1]有　　[2]无（不得分） 3. 措施是否落实：[1]落实　[2]未落实（每项未落实扣1分，扣完为止）
6.1.2 在国家医疗卫生法律、法规、规章、诊疗护理规范的框架内开展诊疗活动（3分）	1. 现场查看实际科室设置并与医院的《医疗机构执业许可证》登记范围进行核对： [1]两者相符　　[2] 两者不相符（不得分） 2. 开展的限制性临床应用、重点医疗技术是否有上级卫生主管部门备案或取得审批文件：[1]开展并有备案或审批文件　　[2]未开展限制性临床应用、重点医疗技术 [3]开展但无备案或审批文件（不得分） 3. 评审周期是否发生群体性、组织性违规违纪事件或一级主责以上医疗事故： [1]无　　[2]有（不得分）
6.1.3 由具备资质的卫生专业技术人员为患者提供诊疗服务，不超范围执业（3分）	1. 查看卫生技术人员执业资格审核与执业准入相关规定： [1]有　　[2]无（不得分） 2. 随机抽查5名专业技术人员资料，查看是否存在违规执业、超范围执业及非卫生技术人员从事诊疗活动：[1] 无　　[2] 有（不得分） 3. 查看卫生技术人员执业资格管理资料：[1]完整　　[2]不完整（扣1分） 4. 实习生、研究生、进修生执业管理资料：[1]完整　　[2]不完整（扣0.5分）
6.5.4 急救、生命支持系统仪器设备始终保持在待用状态（2分）	1. 现场查看急救、生命支持系统、仪器设备是否保持在待用状态：[1]是　　[2]否（发现一起不得分） 2. 查看急救、生命支持类装备使用科室的日常一级保养记录、设备科巡查记录：[1]监管记录齐全　　[2] 监管记录不齐全（不得分）

注：以上第二部分核心指标为三级中医医院、中西医结合医院使用。另中西医结合医院增加以下指标：★2.4.1"危急值"管理指标

编号	检查记录
2.4.1 根据医院实际情况确定"危急值"项目，建立"危急值"管理制度与工作流程，相关人员熟悉并遵循上述制度和工作流程，医技部门相关人员知晓本部门"危急值"项目及内容，能够有效识别和确认"危急值"（2 分）	1. 工作制度中关于临床"危急值"项目识别与确认、报告及处置相关管理规定与流程：[1]有　[2]无（不得分） 2. 职能部门对"危急值"报告制度的有效性进行评估：[1] 评估　　[2]未评估（扣 1 分） 3. 临床、医技、"危急值"登记的原始资料是否完整：[1] 完整　　[2]不完整（扣 0.5 分） 4. 医、护、技等相关部门人员，是否熟悉本专业"危急值"的报告项目及报告程序：[1]知晓　　[2]不知晓（每人扣 1 分） [3]掌握不全面（每人扣 0.5 分） 5. 医技部门"危急值"项目表的涉及内容是否完整： [1] 完整　　[2]不完整（每发现一处扣 0.3 分，包含电生理检查与内窥镜、血药浓度监测） 6. 是否及时更新和完善危急值管理制度、工作流程及项目表： [1] 是　　[2]否（未及时更新扣 0.3 分）

填报要求：

1．本表内容应与中医医院、中西医结合医院评审检查记录表内容一致。

2．评审专家组对本表内容的真实性负责。

第二部分符合要求的核心指标数量：＿＿＿＿个

检查组长（签名）：　　　　　　组员签名：

附录 B

各专科诊疗方案名称及临床路径一览表

序号	专科	专科诊疗方案	临床路径	各专科开展的病种划"√"并备注"优势"
1	针灸科	面瘫（面神经炎）诊疗方案	面瘫（面神经炎）中医临床路径	
		肩凝症（肩关节周围炎）诊疗方案	肩凝症（肩关节周围炎）中医临床路径	
		肘劳（肱骨外上髁炎）诊疗方案	肘劳（肱骨外上髁炎）中医临床路径	
		中风后痉挛性瘫痪中医诊疗方案	中风后痉挛性瘫痪中医临床路径	
		中风后焦虑状态中医诊疗方案	中风后焦虑状态中医临床路径	
		面痛病（三叉神经痛）中医诊疗方案	面痛病（三叉神经痛）中医临床路径	
2	眼科	消渴目病（糖尿病视网膜病变）诊疗方案	消渴目病（糖尿病视网膜病变）中医临床路径	
		视瞻昏渺（年龄相关性黄斑变性）诊疗方案	视瞻昏渺（年龄相关性黄斑变性）中医临床路径	
		视瞻昏渺（中心性浆液性脉络膜视网膜病变）诊疗方案	视瞻昏渺（中心性浆液性脉络膜视网膜病变）中医临床路径	
		视瞻昏渺（高度近视单纯型黄斑出血）诊疗方案	视瞻昏渺（高度近视单纯型黄斑出血）中医临床路径	
		青盲（视神经萎缩）诊疗方案	青盲（视神经萎缩）中医临床路径	
		青风内障（原发性开角型青光眼）诊疗方案	青风内障（原发性开角型青光眼）中医临床路径	
		暴盲（视网膜静脉阻塞）诊疗方案	暴盲（视网膜静脉阻塞）中医临床路径	
		眼干燥症（干眼病）诊疗方案	眼干燥症（干眼病）中医临床路径	
		聚星障病（病毒性角膜炎）诊疗方案	聚星障病（病毒性角膜炎）中医临床路径	
		近视病（近视）诊疗方案	近视病（近视）中医临床路径	

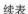

续表

序号	专科	专科诊疗方案	临床路径	各专科开展的病种划"√"并备注"优势"
2	眼科	视直如曲（中心性渗出性脉络膜视网膜病变）诊疗方案	视直如曲（中心性渗出性脉络膜视网膜病变）中医临床路径	
		弱视中医诊疗方案	弱视中医临床路径	
		目痒病（变应性结膜炎）中医诊疗方案	目痒病（变应性结膜炎）中医临床路径	
		目系暴盲（非动脉炎性前部缺血性视神经病变）中医诊疗方案	目系暴盲（非动脉炎性前部缺血性视神经病变）中医临床路径	
		睑弦赤烂（睑缘炎）中医诊疗方案	睑弦赤烂（睑缘炎）中医临床路径	
		火疳（浅层巩膜炎）中医诊疗方案	火疳（浅层巩膜炎）中医临床路径	
		肝劳（视疲劳）中医诊疗方案	肝劳（视疲劳）中医临床路径	
		风赤疮痍（眼睑湿疹）中医诊疗方案	风赤疮痍（眼睑湿疹）中医临床路径	
		高风雀目（原发性视网膜色素变性）中医诊疗方案	高风雀目（原发性视网膜色素变性）中医临床路径	
		瞳神紧小（前葡萄膜炎）中医诊疗方案	瞳神紧小（前葡萄膜炎）中医诊疗方案	
3	血液科	紫癜风（过敏性紫癜）中医诊疗方案	紫癜风（过敏性紫癜）中医临床路径	
		急性非淋巴（髓）细胞白血病中医诊疗方案	急性非淋巴（髓）细胞白血病中医临床路径	
		萎黄（缺铁性贫血）中医诊疗方案	萎黄（缺铁性贫血）中医临床路径	
		白细胞减少症中医诊疗方案	白细胞减少症中医临床路径	
4	心血管科	结脉证（房室传导阻滞）中医诊疗方案	结脉证（房室传导阻滞）中医临床路径	
		迟脉证（病态窦房结综合征）中医诊疗方案	迟脉证（病态窦房结综合征）中医临床路径	
		心衰病（慢性心力衰竭）中医诊疗方案	心衰病（慢性心力衰竭-心功能Ⅱ级）中医临床路径	
			心衰病（慢性心力衰竭-心功能Ⅲ、Ⅳ级）中医临床路径	

序号	专科	专科诊疗方案	临床路径	各专科开展的病种划 "√" 并备注 "优势"
4	心血管科	心悸（心律失常-室性期前收缩）中医诊疗方案	心悸（心律失常-室性期前收缩）中医临床路径	
		病毒性心肌炎中医诊疗方案	病毒性心肌炎中医临床路径	
		卒心痛（冠心病血运重建后心绞痛）中医诊疗方案	卒心痛（冠心病血运重建后心绞痛）中医临床路径	
		血浊病（高脂血症）中医诊疗方案	血浊病（高脂血症）中医临床路径	
		眩晕病（原发性高血压）中医诊疗方案	眩晕病（原发性高血压）中医临床路径	
		胸痹心痛病（慢性稳定性心绞痛）中医诊疗方案	胸痹心痛病（慢性稳定性心绞痛）中医临床路径	
			胸痹心痛病（慢性稳定性心绞痛）中医临床路径（门诊）	
		怔忡（心脏神经官能症）中医诊疗方案	怔忡（心脏神经官能症）中医临床路径	
		心胀病（扩张型心肌病）中医诊疗方案	心胀病（扩张型心肌病）中医临床路径	
		心痹（风湿性心脏病）中医诊疗方案	心痹（风湿性心脏病）中医临床路径	
		肺心病（慢性肺源性心脏病）中医诊疗方案	肺心病（慢性肺源性心脏病）中医临床路径	
		动脉粥样硬化中医诊疗方案	动脉粥样硬化中医临床路径	
		促脉证（阵发性心房颤动）中医诊疗方案	促脉证（阵发性心房颤动）中医临床路径	
5	肾病科	慢肾风（慢性肾小球肾炎）中医诊疗方案	慢肾风（慢性肾小球肾炎重型）中医临床路径	
			慢肾风（慢性肾小球肾炎重型）中医临床路径	
		紫癜肾（过敏性紫癜性肾炎）中医诊疗方案	重型紫癜肾（过敏性紫癜性肾炎重型）中医临床路径	

续表

序号	专科	专科诊疗方案	临床路径	各专科开展的病种划"√"并备注"优势"
5	肾病科		轻型紫癜肾（过敏性紫癜性肾炎轻型）中医临床路径	
		消渴病肾病（糖尿病肾病）中医诊疗方案	消渴病肾病（糖尿病肾病）中医临床路径	
		慢性肾衰（慢性肾脏病4~5期）中医诊疗方案	慢性肾衰（慢性肾脏病4~5期）中医临床路径	
		肾风（IgA肾病）中医诊疗方案	肾风（IgA肾病中重型）中医临床路径	
			肾风（IgA肾病轻型）中医临床路径	
		劳淋（再发性尿路感染）中医诊疗方案	劳淋（再发性尿路感染）中医临床路径	
		痛风肾病（尿酸性肾病）中医诊疗方案	痛风肾病（尿酸性肾病）中医临床路径	
		肾劳（慢性间质性肾炎）中医诊疗方案	肾劳（慢性间质性肾炎）中医临床路径	
		尿血病（隐匿型肾小球肾炎）中医诊疗方案	尿血病（隐匿型肾小球肾炎）中医临床路径	
6	神志病科	癫病（精神分裂症）中医诊疗方案	癫病（首发精神分裂症）中医临床路径	
			癫病（复发精神分裂症）中医临床路径	
		郁病（抑郁发作）中医诊疗方案	郁病（抑郁发作）中医临床路径	
		不寐（失眠）中医诊疗方案	不寐（失眠）中医临床路径	
		狂病（轻躁狂）中医诊疗方案	狂病（轻躁狂）中医临床路径	
		惊悸（惊恐障碍）中医诊疗方案	惊悸（惊恐障碍）中医临床路径	
		多寐病（发作性睡眠病）中医诊疗方案	多寐病（发作性睡眠病）中医临床路径	

续表

序号	专科	专科诊疗方案	临床路径	各专科开展的病种划"√"并备注"优势"
7	脾胃科	肠结病（不完全性肠梗阻）中医诊疗方案	肠结病（不完全性肠梗阻）中医临床路径	
		鼓胀病（肝硬化腹水 2～3 级）中医诊疗方案	鼓胀病（肝硬化腹水 2～3 级）中医临床路径	
		久痢（溃疡性结肠炎）活动期中医诊疗方案	久痢（溃疡性结肠炎）活动期中医临床路径	
		泄泻病（腹泻型肠易激综合征）中医诊疗方案	泄泻病（腹泻型肠易激综合征）中医临床路径	
		胃疡（消化性溃疡）中医诊疗方案	胃疡（消化性溃疡）中医临床路径	
		胃脘痛（慢性胃炎）中医诊疗方案	胃脘痛（慢性胃炎）中医临床路径	
		胃痞病（功能性消化不良）中医诊疗方案	胃痞病（功能性消化不良）中医临床路径	
		吐酸病（胃食管反流）中医诊疗方案	吐酸病（胃食管反流）中医临床路径	
		呕吐病（急性胃炎）中医诊疗方案	呕吐病（急性胃炎）中医临床路径	
		大肠息肉（结肠息肉）中医诊疗方案	大肠息肉（结肠息肉）中医临床路径	
		便秘病（便秘型肠易激综合征）中医诊疗方案	便秘病（便秘型肠易激综合征）中医临床路径	
		厌食（神经性厌食症）中医诊疗方案	厌食（神经性厌食症）中医临床路径	
		胃缓（胃下垂）中医诊疗方案	胃缓（胃下垂）中医临床路径	
		食管裂孔疝中医诊疗方案	食管裂孔疝中医临床路径	
		梅核气（癔球症）中医诊疗方案	梅核气（癔球症）中医临床路径	
		口疮（复发性口腔溃疡）中医诊疗方案	口疮（复发性口腔溃疡）中医临床路径	
		腹痛病（功能性腹痛）中医诊疗方案	腹痛病（功能性腹痛）中医临床路径	
		呃逆病（呃逆）中医诊疗方案	呃逆病（呃逆）中医临床路径	

续表

序号	专科	专科诊疗方案	临床路径	各专科开展的病种划"√"并备注"优势"
7	脾胃科	胆胀（慢性胆囊炎）中医诊疗方案	胆胀（慢性胆囊炎）中医临床路径	
		嗳气病（吞气症、非特异性过度嗳气）中医诊疗方案	嗳气病（吞气症、非特异性过度嗳气）中医临床路径	
		腹胀满（功能性腹胀）中医诊疗方案	腹胀病（功能性腹胀）中医临床路径	
8	皮肤科	白疕（寻常性银屑病）中医诊疗方案	白疕（寻常性银屑病）中医临床路径	
		蛇串疮（带状疱疹）中医诊疗方案	蛇串疮（带状疱疹）中医临床路径	
		湿疮（湿疹）中医诊疗方案	湿疮（湿疹）中医临床路径	
		粉刺（寻常性痤疮）中医诊疗方案	粉刺（寻常性痤疮）中医临床路径	
		顽湿聚结病（结节性痒疹）中医诊疗方案	顽湿聚结病（结节性痒疹）中医临床路径	
		四弯风病（特应性皮炎）中医诊疗方案	四弯风病（特应性皮炎）中医临床路径	
		日晒疮（多形性日光疹）中医诊疗方案	日晒疮（多形性日光疹）中医临床路径	
		黧黑斑病（黄褐斑）中医诊疗方案	黧黑斑病（黄褐斑）中医临床路径	
		脚湿气病（足癣）中医诊疗方案	脚湿气病（足癣）中医临床路径	
		跖疣中医诊疗方案	跖疣中医临床路径	
		油风（斑秃）中医诊疗方案	油风（斑秃）中医临床路径	
		瘾疹（慢性荨麻疹）中医诊疗方案	瘾疹（慢性荨麻疹）中医临床路径	
		面游风（脂溢性皮炎）中医诊疗方案	面游风（脂溢性皮炎）中医临床路径	
		风热疮（玫瑰糠疹）中医诊疗方案	风热疮（玫瑰糠疹）中医临床路径	
		扁瘊（扁平疣）中医诊疗方案	扁瘊（扁平疣）中医临床路径	
9	外科	丹毒（下肢丹毒）中医诊疗方案	丹毒（下肢丹毒）中医临床路径	
		肝胆管结石病急性发作期中医诊疗方案	肝胆管结石病急性发作期中医临床路径	
		脾心痛（急性胰腺炎）中医诊疗方案	脾心痛（轻症急性胰腺炎）中医临床路径	
			脾心痛（中度重症急性胰腺炎）中医临床路径	
		水火烫伤（烧伤）中医诊疗方案	水火烫伤（烧伤）中医临床路径	
		毒蛇咬伤（蝮蛇咬伤）中医诊疗方案	毒蛇咬伤（蝮蛇咬伤轻型）中医临床路径	
		股肿病（下肢深静脉血栓形成）中医诊疗方案	股肿病（下肢深静脉血栓形成）急性期中医临床路径	

续表

序号	专科	专科诊疗方案	临床路径	各专科开展的病种划"√"并备注"优势"
9	外科	股肿病（下肢深静脉血栓形成）中医诊疗方案	股肿病（下肢深静脉血栓形成）慢性期中医临床路径	
		脱疽（糖尿病性足病）中医诊疗方案	脱疽（糖尿病性足病）未溃期中医临床路径	
		脱疽（闭塞性动脉硬化）中医诊疗方案	脱疽（闭塞性动脉硬化）未溃期中医临床路径	
			脱疽（闭塞性动脉硬化）已溃期中医临床路径	
		乳痈（急性乳腺炎）中医诊疗方案	乳痈（急性乳腺炎）中医临床路径	
		臁疮（下肢溃疡）中医诊疗方案	臁疮（下肢溃疡）中医临床路径	
		蟹足肿病（增生性瘢痕或瘢痕疙瘩）中医诊疗方案	蟹足肿病（增生性瘢痕或瘢痕疙瘩）中医临床路径	
		精浊病（慢性前列腺炎）中医诊疗方案	精浊病（慢性前列腺炎）中医临床路径	
		阳痿病（勃起功能障碍）中医诊疗方案	阳痿病（勃起功能障碍）中医临床路径	
		乳癖（乳腺增生病）中医诊疗方案	乳癖（乳腺增生病）中医临床路径	
		男性不育症（少、弱精子症）中医诊疗方案	男性不育症（少、弱精子症）中医临床路径	
		疖病（多发性疖肿）中医诊疗方案	疖病（多发性疖肿）中医临床路径	
10	脑病科	中风病（脑出血）中医诊疗方案	中风病（脑出血）中医临床路径	
		颤病（帕金森病）中医诊疗方案	颤病（帕金森病）中医临床路径	
		脑积水（正常压力脑积水）中医诊疗方案	脑积水（正常压力脑积水）中医临床路径	
		痿病（吉兰-巴雷综合征）中医诊疗方案	痿病（吉兰-巴雷综合征）中医临床路径	

序号	专科	专科诊疗方案	临床路径	各专科开展的病种划"√"并备注"优势"
10	脑病科	痿病（多发性硬化）中医诊疗方案	痿病（多发性硬化）中医临床路径	
		眩晕中医诊疗方案	眩晕中医临床路径	
		头痛（偏头痛）中医诊疗方案	头痛（偏头痛）中医临床路径	
		中风病（脑梗死）中医诊疗方案	中风病（脑梗死）急性期中医临床路径	
			中风病（脑梗死）恢复期中医临床路径	
		假性延髓麻痹中医诊疗方案	假性延髓麻痹中医临床路径	
		脑病科（肝豆状核变性）中医诊疗方案	脑病科（肝豆状核变性）中医临床路径	
		痴呆（血管性痴呆）中医诊疗方案	痴呆（血管性痴呆）中医临床路径	
		痫病（颞叶癫痫）中医诊疗方案	痫病（颞叶癫痫）中医临床路径	
		目偏视（眼肌麻痹）中医诊疗方案	目偏视（眼肌麻痹）中医临床路径	
		郁病（广泛性焦虑障碍）中医诊疗方案	郁病（广泛性焦虑障碍）中医临床路径	
		脑髓震荡（脑震荡）中医诊疗方案	脑髓震荡（脑震荡）中医临床路径	
		麻木（多发性神经炎）中医诊疗方案	麻木（多发性神经炎）中医临床路径	
11	急诊科	血脱（急性上消化道出血）中医诊疗方案	血脱（急性上消化道出血）中医临床路径	
		外感发热（上呼吸道感染）中医诊疗方案	外感发热（上呼吸道感染）中医临床路径	
		急性咳嗽中医诊疗方案	急性咳嗽中医临床路径	
		喘病（慢性阻塞性肺疾病急性发作）中医诊疗方案	喘病（慢性阻塞性肺疾病急性发作）中医临床路径	

续表

序号	专科	专科诊疗方案	临床路径	各专科开展的病种划"√"并备注"优势"
11	急诊科	泄泻（急性肠炎）中医诊疗方案	泄泻（急性肠炎）中医临床路径	
		高热（脓毒症高热）中医诊疗方案	高热（脓毒症高热）中医临床路径	
12	骨伤科	外伤性髋关节后脱位中医诊疗方案	外伤性髋关节后脱位中医临床路径	
		股骨颈骨折中医诊疗方案	股骨颈骨折中医临床路径	
		腰痛病（退行性腰椎滑脱症）中医诊疗方案	腰痛病（退行性腰椎滑脱症）中医临床路径	
		附骨疽（慢性骨髓炎）中医诊疗方案	附骨疽（慢性骨髓炎）中医临床路径	
		膝痹病（膝关节骨关节病）中医诊疗方案	膝痹病（膝关节骨关节病）中医临床路径	
		项痹病（神经根型颈椎病）中医诊疗方案	项痹病（神经根型颈椎病）中医临床路径	
		单纯性胸腰椎骨折中医诊疗方案	单纯性胸腰椎骨折中医临床路径	
		锁骨骨折中医诊疗方案	锁骨骨折中医临床路径	
		桡骨远端骨折中医诊疗方案	桡骨远端骨折中医临床路径	
		踇外翻中医诊疗方案	踇外翻中医临床路径	
		骨蚀（股骨头坏死）中医诊疗方案	骨蚀（股骨头坏死）中医临床路径	
		骨蚀（儿童股骨头坏死）中医诊疗方案	骨蚀（儿童股骨头坏死）中医临床路径	
		腰椎间盘突出症中医诊疗方案	腰椎间盘突出症中医临床路径	
		腰椎骨性关节炎中医诊疗方案	腰椎骨性关节炎中医临床路径	
		孟氏骨折中医诊疗方案	孟氏骨折中医临床路径	
		胫腓骨骨折中医诊疗方案	胫腓骨骨折中医临床路径	
		急性腰扭伤中医诊疗方案	急性腰扭伤中医临床路径	
		踝关节扭伤中医诊疗方案	踝关节扭伤中医临床路径	

续表

序号	专科	专科诊疗方案	临床路径	各专科开展的病种划"√"并备注"优势"
12	骨伤科	肱骨外科颈骨折中医诊疗方案	肱骨外科颈骨折中医临床路径	
		跟骨骨折中医诊疗方案	跟骨骨折中医临床路径	
		第三腰椎横突综合征中医诊疗方案	第三腰椎横突综合征中医临床路径	
		髌骨软化症中医诊疗方案	髌骨软化症中医临床路径	
		骨伤科股骨粗隆间骨折中医诊疗方案	骨伤科股骨粗隆间骨折中医临床路径	
		腰背肌筋膜炎中医诊疗方案	腰背肌筋膜炎中医临床路径	
		膝关节内侧副韧带损伤中医诊疗方案	膝关节内侧副韧带损伤中医临床路径	
		膝关节创伤性滑膜炎中医诊疗方案	膝关节创伤性滑膜炎中医临床路径	
		网球肘（肱骨外上髁炎）中医诊疗方案	网球肘（肱骨外上髁炎）中医临床路径	
		颞下颌骨关节病中医诊疗方案	颞下颌骨关节病中医临床路径	
		梨状肌综合征中医诊疗方案	梨状肌综合征中医临床路径	
		肋骨骨折中医诊疗方案	肋骨骨折中医临床路径	
		筋结（屈指肌腱腱鞘炎）中医诊疗方案	筋结（屈指肌腱腱鞘炎）中医临床路径	
		肩锁关节脱位中医诊疗方案	肩锁关节脱位中医临床路径	
		肱骨髁上骨折中医诊疗方案	肱骨髁上骨折中医临床路径	
		跟痛症（足跟痛）中医诊疗方案	跟痛症（足跟痛）中医临床路径	
13	肝病科	慢性乙型肝炎中医诊疗方案	慢性乙型肝炎中医临床路径	
		急性病毒性肝炎中医诊疗方案	急性病毒性肝炎中医临床路径	
		非酒精性脂肪性肝炎中医诊疗方案	非酒精性脂肪性肝炎中医临床路径	
		酒精性肝病中医诊疗方案	酒精性肝病中医临床路径	

续表

序号	专科	专科诊疗方案	临床路径	各专科开展的病种划 "√"并备注 "优势"
13	肝病科	黄疸病（原发性胆汁性肝硬化）中医诊疗方案	黄疸病（原发性胆汁性肝硬化）中医临床路径	
		肝积病（慢性乙型肝炎肝纤维化）中医诊疗方案	肝积病（慢性乙型肝炎肝纤维化）中医临床路径	
		自身免疫性肝炎中医诊疗方案	自身免疫性肝炎中医临床路径	
		药物性肝损伤中医诊疗方案	药物性肝损伤中医临床路径	
		瘟黄（慢加亚急性肝衰竭）中医诊疗方案	瘟黄（慢加亚急性肝衰竭）中医临床路径	
		肝厥（肝性脑病）中医诊疗方案	肝厥（肝性脑病）中医临床路径	
		肝胆管结石（静止期）中医诊疗方案	肝胆管结石（静止期）中医临床路径	
14	妇科	异位妊娠（输卵管妊娠）中医诊疗方案	异位妊娠（输卵管妊娠）中医临床路径	
		盆腔炎（盆腔炎性疾病后遗症）中医诊疗方案	盆腔炎（盆腔炎性疾病后遗症）中医临床路径	
		痛经（子宫内膜异位症、子宫腺肌病）中医诊疗方案	痛经（子宫内膜异位症、子宫腺肌病）中医临床路径	
		胎动不安（早期先兆流产）中医诊疗方案	胎动不安（早期先兆流产）中医临床路径	
		绝经前后诸证（更年期综合征）中医诊疗方案	绝经前后诸证（更年期综合征）中医临床路径	
		癥瘕病（卵巢巧克力样囊肿）中医诊疗方案	癥瘕病（卵巢巧克力样囊肿）中医临床路径	
		月经过少病中医诊疗方案	月经过少病中医临床路径	
		胎萎不长病中医诊疗方案	胎萎不长病中医临床路径	
		经期延长病（功能失调性子宫出血）中医诊疗方案	经期延长病（功能失调性子宫出血）中医临床路径	

续表

序号	专科	专科诊疗方案	临床路径	各专科开展的病种划"√"并备注"优势"
14	妇科	滑胎病（习惯性流产）中医诊疗方案	滑胎病（习惯性流产）中医临床路径	
		不孕病（输卵管炎性不孕）中医诊疗方案	不孕病（输卵管炎性不孕）中医临床路径	
		不孕病（多囊卵巢综合征）中医诊疗方案	不孕病（多囊卵巢综合征）中医临床路径	
		月经后期（卵巢储备功能下降）中医诊疗方案	月经后期（卵巢储备功能下降）中医临床路径	
		月经过多症（无排卵性功能失调性子宫出血）中医诊疗方案	月经过多症（无排卵性功能失调性子宫出血）中医临床路径	
		卵巢早衰中医诊疗方案	卵巢早衰中医临床路径	
15	肺病科	肺痿病（肺纤维化）中医诊疗方案	肺痿病（肺纤维化）中医临床路径	
		哮病（支气管哮喘轻中度发作期）中医诊疗方案	哮病（支气管哮喘轻中度发作期）中医临床路径	
		咳嗽（感冒后咳嗽或感染后咳嗽）中医诊疗方案	咳嗽（感冒后咳嗽或感染后咳嗽）中医临床路径	
		自发性气胸中医诊疗方案	自发性气胸中医临床路径	
		慢性咳嗽病中医诊疗方案	慢性咳嗽病中医临床路径	
		鼾证（阻塞性睡眠呼吸暂停低通气综合征）中医诊疗方案	鼾证（阻塞性睡眠呼吸暂停低通气综合征）中医临床路径	
		肺胀病（慢性阻塞性肺疾病稳定期）中医诊疗方案	肺胀病（慢性阻塞性肺疾病稳定期）中医临床路径	
		风温肺热病（病毒性肺炎）（轻症）中医诊疗方案	风温肺热病（病毒性肺炎）（轻症）中医临床路径	
16	耳鼻喉科	暴聋（突发性耳聋）中医诊疗方案	暴聋（突发性耳聋）中医临床路径	
		慢喉瘖（慢性喉炎）中医诊疗方案	慢喉瘖（慢性喉炎）中医临床路径	
		慢喉痹（慢性咽炎）中医诊疗方案	慢喉痹（慢性咽炎）中医临床路径	
		耳鸣中医诊疗方案	耳鸣中医临床路径	
		鼻鼽（变应性鼻炎）中医诊疗方案	鼻鼽（变应性鼻炎）中医临床路径	

续表

序号	专科	专科诊疗方案	临床路径	各专科开展的病种划"√"并备注"优势"
16	耳鼻喉科	梅核气病（咽异感症）中医诊疗方案	梅核气病（咽异感症）中医临床路径	
		慢乳蛾病（慢性扁桃体炎）中医诊疗方案	慢乳蛾病（慢性扁桃体炎）中医临床路径	
		急喉痹（急性咽炎）中医诊疗方案	急喉痹（急性咽炎）中医临床路径	
		耳胀（分泌性中耳炎）中医诊疗方案	耳胀（分泌性中耳炎）中医临床路径	
		鼻窒（慢性鼻炎）中医诊疗方案	鼻窒（慢性鼻炎）中医临床路径	
		鼻渊（慢性鼻-鼻窦炎）中医诊疗方案	鼻渊（慢性鼻-鼻窦炎）中医临床路径	
17	儿科	小儿紫癜风（过敏性紫癜-皮肤型）中医诊疗方案	小儿紫癜风（过敏性紫癜-皮肤型）中医临床路径	
		小儿泄泻（小儿腹泻病）中医诊疗方案	小儿泄泻（小儿腹泻病轻型）中医临床路径	
			小儿泄泻（小儿腹泻病中型）中医临床路径	
		小儿哮喘（支气管哮喘）中医诊疗方案	小儿哮喘（支气管哮喘）中医临床路径	
		小儿肌性斜颈中医诊疗方案	小儿肌性斜颈中医临床路径	
		小儿反复呼吸道感染中医诊疗方案	小儿反复呼吸道感染中医临床路径	
		五迟、五软、五硬（脑性瘫痪）中医诊疗方案	五迟、五软、五硬（脑性瘫痪）中医临床路径	
		肺炎喘嗽（肺炎）中医诊疗方案	肺炎喘嗽（肺炎）中医临床路径	
		性早熟中医诊疗方案	性早熟中医临床路径	
		小儿痫病（癫痫）中医诊疗方案	小儿痫病（癫痫）中医临床路径	
		小儿慢性咳嗽病中医诊疗方案	小儿慢性咳嗽病中医临床路径	
		小儿急性咳嗽病（急性支气管炎）中医诊疗方案	小儿急性咳嗽病（急性支气管炎）中医临床路径	

续表

序号	专科	专科诊疗方案	临床路径	各专科开展的病种划"√"并备注"优势"
17	儿科	小儿便秘（功能性便秘）中医诊疗方案	小儿便秘（功能性便秘）中医临床路径	
		胎黄病（黄疸）中医诊疗方案	胎黄病（黄疸）中医临床路径	
		解颅病（小儿脑积水）中医诊疗方案	解颅病（小儿脑积水）中医临床路径	
		儿童多动症（注意缺陷多动障碍）中医诊疗方案	儿童多动症（注意缺陷多动障碍）中医临床路径	
		儿童抽动障碍中医诊疗方案	儿童抽动障碍中医临床路径	
		痄腮（流行性腮腺炎）中医诊疗方案	痄腮（流行性腮腺炎）中医临床路径	
		小儿厌食病（厌食症）中医诊疗方案	小儿厌食病（厌食症）中医临床路径	
		小儿汗病中医诊疗方案	小儿汗病中医临床路径	
18	传染病科	麻疹（典型）中医诊疗方案	麻疹（典型）中医临床路径	
		肾综合征出血热（轻型）中医诊疗方案	肾综合征出血热（轻型）中医临床路径	
		手足口病（普通型）中医诊疗方案	手足口病（普通型）中医临床路径	
		肝瘟（急性病毒性肝炎）中医诊疗方案	肝瘟（急性病毒性肝炎）中医临床路径	
		时行感冒（甲型 H1N1 流感）中医诊疗方案	时行感冒（甲型 H1N1 流感）中医临床路径	
		肺痨（耐多药肺结核）中医诊疗方案	肺痨（耐多药肺结核）中医临床路径	
		水痘中医诊疗方案	水痘中医临床路径	
		登革热（普通型）中医诊疗方案	登革热（普通型）中医临床路径	
		布鲁氏菌病（慢性期）中医诊疗方案	布鲁氏菌病（慢性期）中医临床路径	

续表

序号	专科	专科诊疗方案	临床路径	各专科开展的病种划"√"并备注"优势"
19	肿瘤科	食管癌晚期中医诊疗方案	食管癌晚期中医临床路径	
		肺癌（非小细胞肺癌，IIIb-IV期）中医诊疗方案	肺癌（非小细胞肺癌，IIIb-IV期）中医临床路径	
		胰腺癌中医诊疗方案	胰腺癌中医临床路径	
		胃癌中医诊疗方案	胃癌中医临床路径	
		乳腺癌中医诊疗方案	乳腺癌中医临床路径	
		结直肠癌中医诊疗方案	结直肠癌中医临床路径	
		肝癌中医诊疗方案	肝癌中医临床路径	
		前列腺癌中医诊疗方案	前列腺癌中医临床路径	
20	内分泌科	消渴病胃痞（糖尿病性胃轻瘫）中医诊疗方案	消渴病胃痞（糖尿病性胃轻瘫）中医临床路径	
		消渴病肠病（糖尿病肠病）中医诊疗方案	消渴病肠病（糖尿病肠病）中医临床路径	
		瘿病眼病（甲状腺眼病、甲状腺相关性眼病）中医诊疗方案	瘿病眼病（甲状腺眼病、甲状腺相关性眼病）中医临床路径	
		消渴病痹证（糖尿病周围神经病变）中医诊疗方案	消渴病痹证（糖尿病周围神经病变）中医临床路径	
		消渴病（2型糖尿病）中医诊疗方案	消渴病（2型糖尿病）中医临床路径	
		瘿痛（亚急性甲状腺炎）中医诊疗方案	瘿痛（亚急性甲状腺炎）中医临床路径	
		消渴淋症（糖尿病神经源性膀胱）中医诊疗方案	消渴淋症（糖尿病神经源性膀胱）中医临床路径	
		消渴汗症（糖尿病植物神经病变排汗异常）中医诊疗方案	消渴汗症（糖尿病植物神经病变排汗异常）中医临床路径	
		消渴呆症（糖尿病认知功能障碍）中医诊疗方案	消渴呆症（糖尿病认知功能障碍）中医临床路径	
		脾瘅（糖尿病前期）中医诊疗方案	脾瘅（糖尿病前期）中医临床路径	
21	老年病科	尿频病（尿道综合征）中医诊疗方案	尿频病（尿道综合征）中医临床路径	

续表

序号	专科	专科诊疗方案	临床路径	各专科开展的病种划"√"并备注"优势"
21	老年病科	老年汗病（自主神经功能紊乱）中医诊疗方案	老年汗病（自主神经功能紊乱）中医临床路径	
		老年郁证（老年期抑郁）中医诊疗方案	老年郁证（老年期抑郁）中医临床路径	
		老年颤证（老年特发性震颤）中医诊疗方案	老年颤证（老年特发性震颤）中医临床路径	
		老年便秘（老年功能性便秘）中医诊疗方案	老年便秘（老年功能性便秘）中医临床路径	
		健忘（轻度认知损害）中医诊疗方案	健忘（轻度认知损害）中医临床路径	
		呆病（阿尔茨海默病）中医诊疗方案	呆病（阿尔茨海默病）中医临床路径	
22	肛肠科	肠澼（放射性直肠炎）中医诊疗方案	肠澼（放射性直肠炎）中医临床路径	
		肛裂病（肛裂）中医诊疗方案	肛裂病（肛裂）中医临床路径	
		脱肛病（直肠脱垂）中医诊疗方案	脱肛病（直肠脱垂）中医临床路径	
		肛痈（肛管直肠周围脓肿）中医诊疗方案	肛痈（肛管直肠周围脓肿）中医临床路径	
		痔（混合痔）中医诊疗方案	痔（混合痔）中医临床路径	
		肛漏病（单纯性高位肛瘘）中医诊疗方案	肛漏病（单纯性高位肛瘘）中医临床路径	
		痔（内痔）中医诊疗方案	痔（内痔）中医临床路径	
		功能性肛门直肠痛中医诊疗方案	功能性肛门直肠痛中医临床路径	
		肛门湿疡病（肛门湿疹）中医诊疗方案	肛门湿疡病（肛门湿疹）中医临床路径	
		便秘病（便秘–结肠慢传输型）中医诊疗方案	便秘病（便秘–结肠慢传输型）中医临床路径	
		痔（外痔）中医诊疗方案	痔（外痔）中医临床路径	
23	风湿病科	肌痹（多发性肌炎皮肌炎）中医诊疗方案	肌痹（多发性肌炎皮肌炎）中医临床路径	
		阴阳毒（系统性红斑狼疮）中医诊疗方案	阴阳毒（系统性红斑狼疮）中医临床路径	

续表

序号	专科	专科诊疗方案	临床路径	各专科开展的病种划"√"并备注"优势"
23	风湿病科	燥痹（干燥综合征）中医诊疗方案	燥痹（干燥综合征）中医临床路径	
		浊瘀痹（痛风性关节炎）中医诊疗方案	浊瘀痹（痛风性关节炎）中医临床路径	
		骨痹（骨关节炎）中医诊疗方案	骨痹（骨关节炎）中医临床路径	
		大偻（强直性脊柱炎）中医诊疗方案	大偻（强直性脊柱炎）中医临床路径	
		尪痹（类风湿关节炎）中医诊疗方案	尪痹（类风湿关节炎）中医临床路径	
		周痹（复发性风湿症）中医诊疗方案	周痹（复发性风湿症）中医临床路径	
		热痹（成人 Still 病）中医诊疗方案	热痹（成人 Still 病）中医临床路径	
		皮痹（系统性硬化病）中医诊疗方案	皮痹（系统性硬化病）中医临床路径	
		狐惑病（白塞病）中医诊疗方案	狐惑病（白塞病）中医临床路径	
		产后痹中医诊疗方案	产后痹中医临床路径	
24	康复科	中风后肩痛（肩手综合征）中医诊疗方案	中风后肩痛（肩手综合征）中医临床路径	
		中风后手功能障碍膝关节半月板损伤中医诊疗方案	中风后手功能障碍膝关节半月板损伤中医临床路径	
		中风后运动性失语中医诊疗方案	中风后运动性失语中医临床路径	
		痿病（外伤性不完全性脊髓损伤）中医诊疗方案	痿病（外伤性不完全性脊髓损伤）中医临床路径	
		头部内伤（颅脑损伤）恢复期中医诊疗方案	头部内伤（颅脑损伤）恢复期中医临床路径	
		中风后认知功能障碍中医诊疗方案	中风后认知功能障碍中医临床路径	
		中风后吞咽功能障碍中医诊疗方案	中风后吞咽功能障碍中医临床路径	
		腰肌劳损中医诊疗方案	腰肌劳损中医临床路径	
		膝关节僵硬中医诊疗方案	膝关节僵硬中医临床路径	
		手损伤（手外伤）中医诊疗方案	手损伤（手外伤）中医临床路径	
		孤独症中医诊疗方案	孤独症中医临床路径	

序号	专科	专科诊疗方案	临床路径	各专科开展的病种划"√"并备注"优势"
25	推拿科	胯骨错缝（骶髂关节综合征）中医诊疗方案	胯骨错缝（骶髂关节综合征）中医临床路径	
		胸椎错缝（胸椎后关节紊乱）中医诊疗方案	胸椎错缝（胸椎后关节紊乱）中医临床路径	
		慢性疲劳综合征中医诊疗方案	慢性疲劳综合征中医临床路径	
		落枕病（颈部肌肉扭伤）中医诊疗方案	落枕病（颈部肌肉扭伤）中医临床路径